KIELHOLZ/ADAMS

VERMEIDBARE FEHLER IN DIAGNOSTIK UND THERAPIE DER DEPRESSION

VERMEIDBARE FEHLER IN DIAGNOSTIK UND THERAPIE DER DEPRESSION

HERAUSGEGEBEN
VON
PAUL KIELHOLZ
UND
CARLO ADAMS

DEUTSCHER ÄRZTE-VERLAG
KÖLN 1984

Professor Dr. med. Paul Kielholz
Direktor der Psychiatrischen Universitätsklinik Basel
Präsident des Internationalen Komitees
für Prophylaxe und Therapie der Depression
Wilhelm Klein-Straße 27, CH-4025 Basel

Dr. med. Carlo Adams
Generalsekretär des Internationalen Komitees
für Prophylaxe und Therapie der Depression
Dorenbachstraße 95, CH-4102 Binningen/Baselland

ISBN 3-7691-1061-7

Wichtiger Hinweis.
Bitte beachten Sie, daß trotz sorgfältiger Prüfung durch Autoren und Verlag Angaben zu Dosierungen und Anwendungsweise nicht richtig wiedergegeben bzw. zur Zeit der Nutzung dieses Werkes schon überholt sein könnten. Wir bitten deshalb dringend, bei allen angegebenen Präparaten vor Anwendung die Gebrauchsinformationen der Hersteller für Fachkreise eigenverantwortlich daraufhin zu prüfen, ob die hier gegebenen Empfehlungen für Dosierung, Anwendungsweise, Vorsichtsmaßnahmen, zur Beachtung von Kontraindikationen u. a. m. den dort gemachten Angaben entsprechen.

In diesem Buch sind Medikamenten-Namen, die auch eingetragene Warenzeichen sind, als solche nicht besonders kenntlich gemacht. Daher kann aus der Bezeichnung der Medikamenten-Namen nicht auf einen freien Warennamen geschlossen werden.

Gesamtherstellung:
Deutscher Ärzte-Verlag GmbH., Köln-Lövenich

Inhaltsverzeichnis

Am Anfang steht die Diagnose

P. Pichot

Um Fehler bei der Behandlung depressiver Zustände zu vermeiden, ist es in erster Linie nötig, eine korrekte Diagnose zu stellen, d. h. das depressive Syndrom zu erkennen (positive Diagnose) und es abzugrenzen gegen andere pathologische Zustände (Differentialdiagnose), mit denen es bestimmte Symptome gemeinsam hat, so daß sich eine Fehldiagnose ergeben könnte. Davon wird im folgenden Beitrag von H. Helmchen ausführlicher die Rede sein; ich greife hier vor allem die Frage auf, wie sich eine neurotische Depression gegen neurotische Angstzustände abgrenzen läßt (s. auch Tabelle 1, S. 8).

Differentialdiagnostische Überlegungen sind deshalb so wichtig, weil eine falsche Diagnose leicht einen therapeutischen Fehler nach sich ziehen kann. Da unsere Betrachtungen sich vornehmlich an den Allgemeinpraktiker richten, möchte ich allerdings auf gewisse Einzelheiten nicht näher eingehen, z. B. auf das in zahlreichen Arbeiten erörterte Problem, wie sich eine Depression mit Wahnideen von einer schizoaffektiven Form der Schizophrenie unterscheiden läßt. Denn hier ist die Symptomatik so gravierend, daß der Kranke gewöhnlich dem Psychiater überwiesen wird.

Hingegen sind zwei andere Differentialdiagnosen auch für den Nicht-Psychiater von fundamentaler Bedeutung, nämlich die Unterscheidung zwischen larvierter Depression und einer rein körperlichen Erkrankung sowie — was schwieriger ist und im Falle einer Fehldiagnose therapeutische Konsequenzen haben kann — die Unterscheidung zwischen neurotischer Depression und neurotischen Angstzuständen. Entscheidet sich der Arzt in Verkennung der Depression für einen neurotischen Angstzustand, den er dann mit einem Anxiolytikum behandelt, so vermindert sich vielleicht die Angst bis zu einem gewissen Grad, aber die eigentliche depressive Symptomatik bleibt unbeeinflußt, sie kann sich sogar verschlimmern.

Die neurotische Depression ist eine Depressionsform, deren Abgrenzungslinien umstritten sind und deren Bezeichnung verschiedentlich Kontroversen ausgelöst hat (in der kürzlich in den USA erschienenen neuen Ausgabe der Nomenklatur DSM III scheint der Terminus überhaupt nicht mehr auf). Wo der Begriff „neurotische Depression" noch verwendet wird, trifft er zu für Patienten, die folgende

Charakteristika aufweisen: nur milde ausgeprägte depressive Gefühle, deutliche Angst, häufig begleitet von neurotischen Symptomen (wie Phobien) und vorzugsweise Individuen betreffend, deren Persönlichkeit schon früher neurotische Züge erkennen ließ, keine körperlichen Symptome (keine Anorexie, kein Gewichtsverlust, keine Hemmung), gewöhnlich keine Schuldgefühle (aber zuweilen Reizbarkeit und Aggressivität gegen die Umgebung, der die Schuld an dem Zustand zugeschrieben wird), Selbstmitleid und eine Schlaflosigkeit, die sich, wenn vorhanden, in Einschlafstörungen, aber nicht in frühem Erwachen äußert. Wenn Selbstmordgedanken vorgebracht werden, erwecken sie eher den Eindruck der Unglaubwürdigkeit. Im Verlauf des Tages lassen die verschiedenen Störungen keine wesentlichen Schwankungen ihrer Intensität erkennen, und vor allem in den Morgenstunden sind sie nicht stärker als tagsüber. Hingegen schwanken sie in Abhängigkeit von den Lebensumständen; so nehmen sie z. B. ab, wenn sich der Kranke in einer ihm zusagenden Umgebung befindet.

Tabelle 1
Die Differentialdiagnose — ein Dilemma

Neurotische Depression	Neurotische Angstzustände
depressive Gefühle	Krankheitsbild ähnlich
ausgeprägte Angst	Hauptunterschied: keine depressiven Gefühle nachweisbar
Reizbarkeit	Schwierigkeit: die Angst, die der Patient verbalisiert, schwer zu unterscheiden vom Pessimismus eines Depressiven
Aggressivität	
Selbstmitleid	
Einschlafstörungen	
Tagesschwankungen der Symptome nicht wesentlich, durch die Umgebung beeinflußbar	

Das hier beschriebene Krankheitsbild gleicht also weitgehend einer ängstlich-neurotischen Störung und unterscheidet sich von ihr eigentlich nur dadurch, daß auch depressive Gefühle nachweisbar sind. Dabei muß man sich allerdings bewußt sein, daß ein ängstlich-neurotischer Patient seinen Gemütszustand in ganz ähnlicher Weise zum Ausdruck bringen kann wie ein Depressiver; so ist z. B. seine Angst vor der Zukunft schwer zu unterscheiden vom Pessimismus eines Depressiven. Im Hinblick auf die Differentialdiagnose steht somit der Arzt des öfteren vor einem Dilemma. Was nun die medikamentöse Therapie betrifft, sollte man in Zweifelsfällen — darauf sei nochmals hingewiesen — besser ein anxiolytisch wirkendes Antidepressivum wie etwa Amitriptylin oder Maprotilin verordnen als ein bloßes Anxiolytikum. Das wäre auch im Falle eines neurotischen Angstzustandes kein Fehler. Steckt aber eine neurotische Depression dahinter, dann würde umgekehrt die Gabe eines reinen Anxiolytikum keinerlei Einfluß auf die depressive Symptomatik haben.

Schwierigkeiten in der Differentialdiagnose depressiver Zustände

H. Helmchen

Der erste Schritt der Depressionsdiagnostik besteht darin, überhaupt an die Möglichkeit einer Depression zu denken und sie dann auch hinter ihren verschiedenen Masken durch eine gezielte Exploration zu erkennen. Bei diesem ersten Schritt ist der Nicht-Psychiater in aller Regel auf sich allein angewiesen. Hat er aber erst einmal den Verdacht auf eine Depression oder die sichere Diagnose eines depressiven Syndroms gestellt, dann beginnt die Bemühung um eine nähere phänomenologische und nosologische Differenzierung der Depression, um damit die wesentlichste Voraussetzung für eine differentielle antidepressive Therapie zu gewinnen.

Die syndromatologische und insbesondere nosologische Differenzierung depressiver Syndrome bietet allerdings eine Reihe von Schwierigkeiten und gelingt selbst dem Nervenarzt keineswegs immer. So ergab eine Untersuchung in 16 Berliner nervenärztlichen Praxen einen Anteil von knapp 25% nicht näher klassifizierbarer depressiver Syndrome (15). Die Schwierigkeiten sind vor allem darin begründet, daß zum einen eine nosologische Differenzierung allein anhand des psychopathologischen Querschnittsbefundes in der Regel nicht möglich ist, zum anderen nosologisch differenzierende pathogenetische Faktoren im Einzelfall mit unterschiedlichem Gewicht gemischt vorhanden sein können. So schließt etwa ein seelisches Trauma eine endogene Depression ebensowenig aus wie ein klassisch endogen depressives Bild eine somatogene Depression. Wenn also deshalb für die differentielle Diagnostik die Zusammenarbeit mit dem Nervenarzt meist angezeigt ist, so wird sich der Nicht-Psychiater dieser Aufgabe gelegentlich auch allein gegenübersehen. Eine Hilfe dabei kann das Schema von Linden (12) sein, das in vielen Fällen doch eine nosologische Groborientierung ermöglicht (Tabelle 1).

Bei den ersten beiden Schritten nach diesem Entscheidungsmodell ergeben sich insbesondere die folgenden Schwierigkeiten:

Tabelle 1
Differentialdiagnostische Kriterien, Entscheidungsschritte und Diagnosen (nach LINDEN)

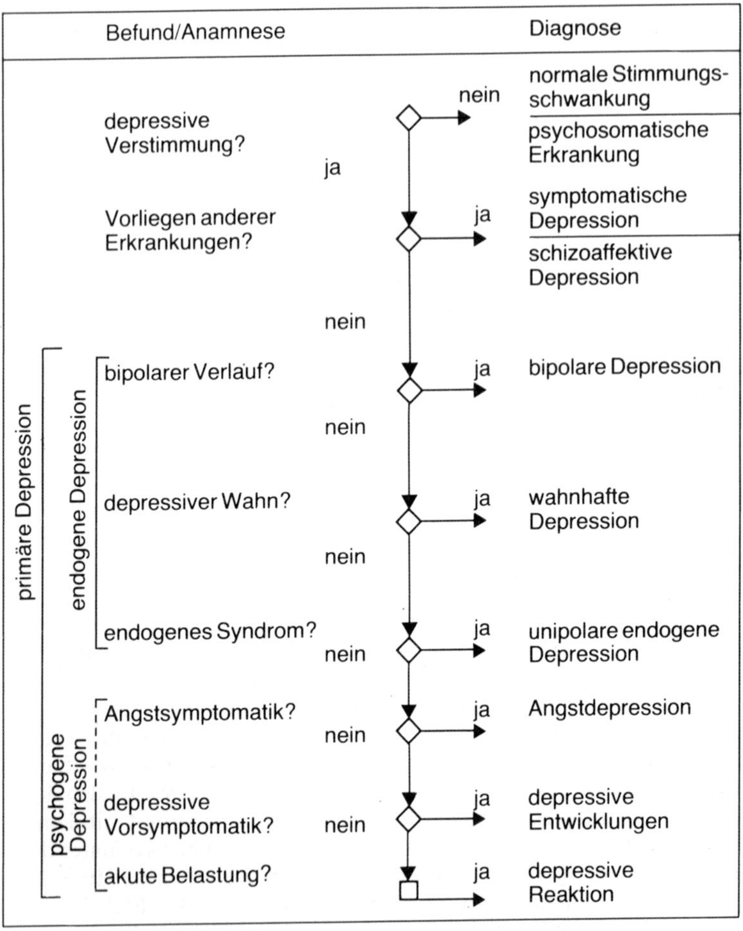

1.
Depressionen sind gegen die Trauer des seelisch Gesunden abzugrenzen. Das ist gar nicht immer so einfach in einer Zeit, in der — gemessen an einer z. B. auch von der Weltgesundheitsorganisation formulierten Idealform seelischer Gesundheit — gelegentlich bereits jede seelische

Mißempfindlichkeit, jedes Leiden unter den Belastungen des Lebens schon zu einer psychiatrischen Krankheit gerät, nicht nur im Erleben des Patienten, sondern manchmal auch beim Arzt.

„Heiter- und Traurigseinkönnen, Variationen der Stimmung, gehören zum gesunden Seelenleben. Wo Trauer und niedergeschlagene Stimmung die Spielbreite der Norm verlassen und Krankheitswert als Symptome bekommen, ist nicht immer sicher auszumachen. Von Einfluß auf die Grenzziehung sind die jeweiligen normativen Prägungen und Erwartungen des Patienten, die seiner Umgebung sowie die des Arztes. Darauf müssen Dauer, Intensität und auch qualitative Besonderheiten der Stimmungsänderung bezogen werden" (10).

An eine depressive Störung mit Krankheitswert ist jedoch dann zu denken, „wenn die Verstimmung ununterbrochen und länger als nur einige Tage besteht, wenn sie vom Betroffenen selbst als quälend, teilweise fremd und als nicht abschüttelbar erlebt wird, wenn sie von außen, d. h. durch sozialen Kontakt, nicht in der üblichen Weise modulierbar ist und wenn sie für den Patienten so bedrängend ist, daß er wegen der bestehenden Verstimmung therapeutische Hilfe sucht" (10).

Von einer behandlungsbedürftigen depressiven Störung sprechen wir — rein pragmatisch und zunächst unabhängig von einem bestimmten Krankheitsmodell — sicher dann, wenn die Intensität und/oder Dauer einer depressiv bestimmten Erlebens- und Verhalteneinschränkung des Patienten deutliche Gefährdungen, wie etwa aufkommende Suizidalität oder Verlust seiner Sozialbeziehung, zur Folge hat.

Zwischen diesen beiden Grenzen gibt es dann auch jene leichteren Störungen der Stimmung und Befindlichkeit, die der Psychiater z. B. wegen eines anamnestisch eruierten phasenhaften Vorverlaufes oder einer Manie, einer relativen Motivlosigkeit, einer spezifischen familiären Belastung mit Manien, Suiziden und Depressionen oder wegen psychopathologischer Charakteristika wie etwa Hemmung, vitaler Traurigkeit oder auch Tagesschwankungen als leicht ausgeprägte Phase einer unipolaren und behandelbaren Depression erkennt. Dies gelingt ihm vermutlich leichter als dem in der Depressionsdiagnostik nicht geschulten Nicht-Psychiater. Hierin mag auch ein Grund dafür liegen, daß die diagnostische Übereinstimmung zwischen Allgemeinarzt und Psychiater nicht sehr groß ist. Nach einigen Untersuchungen liegt sie nur zwischen 36 und 66% (4, 5, 6, 19). In einer Untersuchung von Gastpar (5) diagnostizierten die Allgemeinärzte behandlungsbedürftige depressive Störungen bei 11,1% ihrer Patienten, die Psychiater hingegen kamen bei diesen Patienten auf 23,4%.

2.
Ein Problem ist auch die Abgrenzung eines depressiven Syndroms von psychosomatischen Erkrankungen (12), die nicht immer leicht fällt, vor allem dann, wenn eine Depression vorliegt, die — davon wird noch zu sprechen sein — vorrangig durch eine körperliche Symptomatik gekennzeichnet ist.
Hier sei aber noch angefügt, daß psychosomatische Krankheitszustände wie beispielsweise „Magenulcus oder Asthma" beobachtet werden, die episodisch im Intervall zwischen rezidivierenden depressiven (oder manischen) Phasen auftreten und als „depressive Äquivalente" bzw. als Ausdruck eines „Feldwechsels" bezeichnet werden (13, 16).

3.
Eine weitere — und wohl die häufigste — Schwierigkeit ergibt sich daraus, daß es sich bei leibbezogenen Beschwerden und körperlichen Funktionsstörungen sowohl um eine depressiv getönte (Begleit-)Symptomatik körperlicher Krankheiten als auch um die vorwiegend körperlich-vegetative Symptomatik einer Depression handeln kann.
Die körperliche Untersuchung muß deshalb somatische Anlässe für die Beschwerden, wie etwa eine Polyarthritis, ebenso ausschließen wie somatische Ursachen, sei es die Behandlung einer Hypertonie mit reserpinhaltigen Medikamenten, Alpha-Methyldopa oder auch Betablockern, sei es eine Hepatitis oder Hypothyreose, um nur einige Beispiele zu nennen.

Eine diagnostische Hürde ist auch die von den Patienten häufig vorgebrachte Klage über Müdigkeit, die nicht nur leib- oder seelenbezogen, sondern sogar Nebenwirkung einer eben erst begonnenen antidepressiven Pharmakotherapie sein kann.

Ob die oft depressive Symptomatik von Patienten mit chronifizierten Schmerzzuständen nur Begleitsymptomatik körperlich begründeter Schmerzen ist oder umgekehrt zumindest bei manchen Patienten chronifizierte Schmerzen Manifestation einer Sonderform von Depression sind, wird zur Zeit wieder lebhaft diskutiert. Dafür werden nicht nur Erfolge antidepressiver Medikation, z. B. bei anhaltenden rheumatischen Schmerzen und Lumbalgien, sondern auch Befunde sogenannter biologischer Marker für endogene Depressionen angeführt wie eine erhöhte Cortisolausschüttung bzw. fehlende Blockade derselben oder eine Verkürzung der REM (rapid eye movements)-Latenz (2, 3).

Die Depression als Symptom einer somatischen Erkrankung wird als symptomatische bezeichnet, während die Depression mit vorwiegend körperlich-vegetativer Symptomatik bereits in den Bereich der sogenannten larvierten Depressionen führt. Darunter werden Depressionen verstanden, die durch körperliche Symptomatik maskiert und deshalb schwer zu erkennen sind oder sogar verkannt werden (11). WALCHER hat die körperliche Symptomatik der larvierten Depressionen schon 1969 ausführlich beschrieben (18). Die Gefahr der Fehldiagnose ist vor allem dann gegeben, wenn der Patient ausschließlich körperliche Beschwerden vorbringt sowie psychische Beeinträchtigungen zurückhält oder verneint und wenn der Arzt gar nicht an die Möglichkeit einer Depression denkt und deshalb eine gezielte Exploration, die sich auf den möglichen Hintergrund der Beschwerden richtet, versäumt (8). Dies sollte er aber spätestens dann tun, wenn die körperliche Untersuchung keinen relevanten Befund ergeben hat. Fragt man nämlich genauer nach, lassen sich „selbst bei sogenannten larvierten Depressionen, bei denen die depressive Verstimmung fehlen mag, noch andere depressive Leitsymptome wie Hoffnungslosigkeit, Schuldgefühle, Angst und nicht zuletzt auch Verlust der emotionalen Schwingungs- und Erlebnisfähigkeit“ aufdecken (12).

Die Sorgfalt und Zügigkeit der körperlichen Untersuchung soll übrigens nicht nur körperliche Krankheiten ausschließen, sondern dem Arzt auch die Möglichkeit verschaffen, dem nicht seltenen Drängen des Patienten auf weitere Untersuchungen zu widerstehen, denn diese, „zumal wenn sie sich über längere Zeit hinziehen, von mehreren Ärzten durchgeführt werden und gelegentlich auch schwer verwertbare Grenzwerte ergeben, verstärken und fixieren nur die hypochondrische Beunruhigung des Kranken und behindern eine konsequente Therapie“ (8).

4.
Erwähnt sei schließlich, daß auch lebensphasentypische Besonderheiten und psychische Maskierungen von Depressionen diagnostisch in die Irre führen können:

„So kann sich eine Depression beim Schulkind hinter Lernstörungen oder einer Schulphobie, beim Jugendlichen hinter dissozialen Verhaltensstörungen, beim alten Menschen hinter einem Nachlassen amnestischer und kognitiver Leistungen verbergen“ (10). Die fatale Folge einer solchen Fehldiagnose liegt auf der Hand, wenn beispielsweise bei einem älteren Menschen unter dem Bilde einer derartigen behandelbaren und reversiblen sogenannten depressiven Pseudodemenz irrigerweise eine irreversible senile Demenz angenommen und deshalb der Patient nicht antidepressiv behandelt, sondern vielleicht sogar ins Hospital eingeliefert wird. Dies ist wohl weniger bekannt als die Tatsache, daß sich auch hinter Drogen- und Alkoholabhängigkeit nicht selten eine Depression verbirgt.

5.
Ein besonderes Problem bietet die sogenannte schizoaffektive Depression.
In den meisten Fällen bereitet die Trennung von schizophrenen und affektiven Erkrankungen keine Probleme. Es finden sich jedoch Patienten, bei denen entweder gleichzeitig oder aufeinanderfolgend sowohl typisch schizophrene Symptome, z. B. wahnhafte Beeinflussungserlebnisse oder kommentierende Stimmen, als auch eine schwere depressive Symptomatik zu beobachten sind. Wenn auch heute wissenschaftlich noch nicht geklärt ist, ob diese „schizoaffektiven" Psychosen eine eigenständige Krankheitsgruppe bilden oder aber als atypische Formen schizophrener oder affektiver Psychosen aufzufassen sind, so ist doch heute schon deutlich, daß sie einer speziellen Behandlung bedürfen. Zum einen werden sie in aller Regel sowohl mit Neuroleptika wie mit Antidepressiva behandelt. Zum anderen gibt es Hinweise darauf, daß zumindest bei einem Teil dieser Erkrankungen eine Lithium-Langzeitbehandlung zu positiven therapeutischen Ergebnissen führt (14,17).

6.
Nach diesem Entscheidungsschritt bleiben in dem Entscheidungsmodell (s. Tabelle 1) die primären affektiven Störungen übrig.
Die Unterscheidung zwischen bipolaren und unipolaren Verlaufstypen orientiert sich am Langzeitverlauf. Als bipolar werden alle Erkrankungen bezeichnet, bei denen neben depressiven auch manische Phasen aufgetreten sind. Schwierigkeiten ergeben sich vor allem dann, wenn neben depressiven Episoden nur leichte manische Nachschwankungen einer Depression oder fragliche manische Episoden bei geringer Ausprägung derselben aufgetreten sind. Die größte Schwierigkeit ist aber dadurch gegeben, daß bei einem Kranken, der bisher nur eine oder zwei depressive Episoden hatte, ein bipolarer Verlaufstyp der affektiven Psychose nicht ausgeschlossen werden kann. Immerhin kann noch in 15% aller Patienten mit bipolaren Verläufen die erste manische Phase noch nach der dritten depressiven Phase auftreten.

7.
Der nächste Entscheidungsschritt versucht, aus den verbliebenen unipolaren Depressionen die depressiven Psychosen auszugliedern.
Es handelt sich hierbei um die bekannten Schwierigkeiten der Differentialdiagnose zwischen endogener oder reaktiver bzw. neurotischer Depression. Bei dieser Grenzziehung gibt es vor allem zwei Schwierigkeiten. Zum einen wird der Unterscheidung endogen/reaktiv der

Vorwurf gemacht, daß damit ätiologische Annahmen vorausgesetzt würden, für die es bislang jedoch noch keine ausreichende wissenschaftliche Begründung gibt (1, 7). Zum zweiten wird aber diese Zweiteilung überhaupt bestritten. Vertreter dieser Auffassung gehen davon aus, daß es letztlich nur eine Art depressiver Erkrankungen gäbe und daß unterschiedliche phänomenologische Zustandsbilder bestenfalls Ausdruck einer unterschiedlichen Intensität, nicht jedoch einer unterschiedlichen Qualität des depressiven Zustandes seien. Immerhin haben eine Reihe von modernen psychologischen Analysen ein psychopathologisches Syndrom der psychotischen oder endogenen Depression beschrieben, für dessen Erfassung die in Tabelle 2 aufgeführten Kriterien nach Feighner brauchbar sind.

Bei leichterer Ausprägung und vor allem beim Erstauftreten eines so charakterisierten depressiven Syndroms kann jedoch die Differentialdiagnose gegenüber der neurotischen Depression schwierig bleiben, zumal biologische Indikatoren für endogene Depression, z. B. neurophysiologischer oder neuroendokrinologischer Art, auch heute noch nicht mit ausreichender Sicherheit und Praktikabilität vorhanden sind.

8.
Aus dem Rest der nicht-psychotischen Depressionen bietet die Abgrenzung der Angstdepression als depressiver Zustand, der mit deutlicher Angst gemischt ist, keine wesentliche Schwierigkeit.
Die Angstdepression zeichnet sich durch eine eher ungünstigere Prognose und dadurch aus, daß sie auf tri- und tetrazyklische Antidepressiva weniger günstig anspricht als etwa auf Monoaminooxidase-Hemmstoffe.

9.
Die verbleibenden Depressionen können am ehesten anhand des Verlaufes und eines Zusammenhanges mit belastenden Lebensereignissen weiter differenziert werden.
Die auch therapeutisch relevante Frage hierbei ist, ob die zu beobachtende depressive Störung in unmittelbarem Zusammenhang mit einer akuten Belastung steht oder ob sie eher ein Glied in einer langen Kette von depressiven Auffälligkeiten ist, die eventuell bis in die Kindheit zurück zu verfolgen ist. Differentialdiagnostische Schwierigkeiten zwischen der „depressiven Reaktion“ auf aktuelle und bewußte Auslösesituationen bei gleichzeitigem Fehlen früherer depressiver Verhaltensauffälligkeiten einerseits und andererseits „depressiven Entwicklungen“ mit einem längerdauernden und depressiv auffälligen Vorverlauf ergeben sich dann, wenn eine biographische Anamne-

se nicht oder nicht ausreichend erhoben wird. Die speziellere Differenzierung der depressiven Entwicklungen dürfte ebenso wie deren Therapie in der Regel Aufgabe des Nervenarztes sein.

Tabelle 2
Symptomatik depressiver Psychosen
(in Anlehnung an Feighner et al. 1972). Von den 10 genannten Symptomen müssen mindestens 7 gegeben sein, darunter mindestens 2 der unterstrichenen Symptome. Zit. aus Helmchen und Linden 1980

a) Es muß eine Verstimmung bestehen, die charakterisiert ist durch Symptome wie depressiv, unglücklich, niedergedrückt, hoffnungslos, irritierbar, ängstlich, ärgerlich oder entmutigt.
b) Von den folgenden Kriterien müssen mindestens sieben erfüllt sein, darunter zwei der unterstrichenen:
    1. Appetitlosigkeit oder Gewichtsverlust (1 kg in der letzten Woche oder 5 kg im vergangenen Jahr)
    2. Schlafschwierigkeiten, Schlaflosigkeit und insbesondere Früherwachen sowie vermehrtes Schlafbedürfnis
    3. Energielosigkeit, z. B. Erschöpfbarkeit, Müdigkeit oder lokalisierte Vitalstörungen (z. B. Unruhe in der Brust)
    4. Agitation oder Gehemmtheit (vom Patienten erlebte Hemmung)
    5. Interessenverlust (erlebte Gleichgültigkeit) an gewohnter Tätigkeit oder verminderte Sexualität
    6. Selbstvorwürfe oder Schuldgefühle und Ängste, vor allem Schuld-, Verarmungs- und Krankheitswahn
    7. Klagen über aktuell verminderte Denkleistung (z. B. Verlangsamung, Grübeln) oder Klagen über Konzentrationsstörungen
    8. Wiederkehrende Todes- oder Suizidideen einschließlich Todeswünschen
    9. Tageszeitliche Schwankungen mit Morgentief oder deutlicher abendlicher Besserung
    10. Gefühl der Gefühllosigkeit oder Gefühl der inneren Leere

Zusammenfassend sei nochmals betont, daß die Differentialdiagnose depressiver Zustände eine Reihe von Schwierigkeiten und Fallgruben bietet. Ihre Überwindung ist eine wesentliche Voraussetzung zur Optimierung des antidepressiven Behandlungsplanes. Eine Zusammenarbeit mit dem Nervenarzt dürfte dabei oft hilfreich sein.

Literatur

1. BERNER, P.: Psychiatrische Systematik (Huber, Bern 1977)
2. BLUMER, D., HEILBRONN, M.: Chronic pain as a variant of depressive disease. The pain-prone disorder. J. Nerv. Ment. Dis. **170**, 381, 1982
3. BLUMER, D., ZORICK, F., HEILBRONN, M., ROTH, TH.: Biological markers in chronic pain. J. Nerv. Ment. Dis. **170**, 425, 1982
4. DILLING, H., WEYERER, S., ENDERS, I.: Patienten mit psychischen Störungen in der Allgemeinpraxis und ihre psychiatrische Überweisungsbedürftigkeit. In Häfner, H. (Ed.): Psychiatrische Epidemiologie, p. 136 (Springer, Berlin 1978)
5. GASTPAR, M.: Experience of organizing collaboration of general practitioners in psychiatric studies in specific catchment area. Mod. Prob. Pharmacopsychiat., Vol. 16, p. 75 (Karger, Basel 1981)
6. GOLDBERG, D., KAY, C., THOMPSON, L.: Psychiatric morbidity in general practice and the community. Psychol. Med. **6**, 565, 1976
7. HAASE, H. J.: Depressionen (Schattauer 1976)
8. HELMCHEN, H.: Zur körperlichen Untersuchung depressiver Patienten. In: Nationales P. T. D.-Komitee Deutschland (Ed.): Depressionsbehandlung in der täglichen Praxis, Bulletin Nr. 3, 1977
9. HELMCHEN, H.: Die Erkennung von Depressionen in der allgemeinärztlichen Praxis. In Haase, H.-J. (Ed.): Die depressive Erkrankung, p. 25 (Perimed-Verlag, Erlangen 1984)
10. HELMCHEN, H., LINDEN, M.: Depressive Erkrankungen. In Bock, H. E. et al. (Eds.): Klinik der Gegenwart, Bd. 11 (Urban & Schwarzenberg, München, Wien, Baltimore 1980)
11. KIELHOLZ, P., PÖLDINGER, W., ADAMS, C.: Die larvierte Depression. Ein didaktisches Konzept zur Diagnose und Therapie somatisierter Depressionen. (Deutscher Ärzte-Verlag, Köln 1981)
12. LINDEN, M.: Differentialdiagnose der Depressionen. Münch. med. Wschr. **126**, 70, 1984
13. LÓPEZ IBOR, J. J.: Depressive Äquivalente. In Hippius, H., Selbach, H. (Eds.): Das depressive Syndrom (Urban & Schwarzenberg, München 1969)
14. PERRIS, C.: The heuristic value of distinction between bipolar and unipolar affective disorders. In Angst, J. (Ed.): Classification and prediction of outcome of depression (Schattauer, Stuttgart 1974)
15. SCHÜSSLER, G., LINDEN, M., OTTEN, I.: Patienten in der nervenärztlichen Praxis. Nervenarzt **53**, 537, 1982
16. SPIEGELBERG, U., DIETSCH, P.: Depression und psychosomatische Krankheit (Syndrom-Shift). In Finke, J., Tölle, R. (Eds.): Neurologie und Psychiatrie, Bd. 3. (Springer, Berlin 1978)
17. TRESS, W., HAAG, H.: Vergleichende Erfahrungen mit der rezidiv-prophylaktischen Lithium-Langzeitmedikation bei schizoaffektiven Psychosen. Nervenarzt **50**, 524, 1979
18. WALCHER, W.: Die larvierte Depression (Gebr. Hollinek, Wien 1969)
19. ZINTL-WIEGAND, A., SCHMIDT-MAUSHART, C., LEISNER, R.,COOPER, B.: Psychiatrische Erkrankungen in Mannheimer Allgemeinpraxen. Eine klinische und epidemiologische Untersuchung. In Häfner, H. (Ed.): Psychiatrische Epidemiologie, p. 111 (Springer, Berlin 1978)

Diagnostik bei depressiven Kindern und Jugendlichen

G. Nissen

1. Einleitung

Bei den Depressionen des Kindes- und Jugendalters handelt es sich nicht um ein für diesen Lebensabschnitt neu entdecktes, sondern *altbekanntes,* aber lange Zeit „verdrängtes", aus verschiedenen Gründen wenig populäres psychopathologisches Syndrom. Erst seit etwa 20 Jahren hat man sich Erfahrungen und Erkenntnisse erneut zueigen gemacht, die im 19. Jahrhundert allgemein gültig waren.

Emminghaus (7), ein Pionier der Kinder- und Jugendpsychiatrie, unterteilte 1887 die Depressionen im Kindesalter in „Melancholia simplex", „Melancholie mit Angst", „Melancholie mit Wahnvorstellungen" und „Melancholie mit Stupor". Schon 1845 hatte Griesinger (8), ebenso wie später andere führende Psychiater (13, 33), festgestellt, daß alle „depressiven Varietäten" bereits im Kindesalter vorkommen. Scholz (25), der bereits 1911 von „Jugendpsychiatern" sprach, nahm eingehend zu psychopathischen Depressionen im Kindesalter Stellung. In den Jahren danach wurden jedoch Depressionen in diesem Lebensalter in Lehr- und Handbüchern mit nur wenigen Ausnahmen (26, 29) entweder überhaupt nicht (3, 9, 10, 14) oder nur mit knappen Hinweisen im Text (16, 30) erwähnt.

Seit einigen Jahren läßt sich ein zunehmendes Interesse an den Depressionen des Kindes- und Jugendalters registrieren. Das ist nicht nur an der wachsenden Anzahl von Publikationen und Forschungsprogrammen zu erkennen, sondern auch an der zunehmenden Anwendung der Diagnose. Das hat zwei Gründe. Einmal wird offenbar heute vieles als Depression bezeichnet, war früher anders benannt wurde. Zum anderen hat es sich als zweckmäßig erwiesen, depressive Syndrome zuverlässiger als früher abzugrenzen, seitdem für die Therapie wirksame antidepressive Substanzen zur Verfügung stehen.

2. Vorurteile gegenüber Depressionen im Kindesalter

Die Psychopathologie des Kindesalters stand, ihrer historischen Entwicklung entsprechend, lange Zeit ganz unter dem Einfluß der des Erwachsenenalters; sie entwickelte sich nicht originell, sondern arbeitete deduktiv. Ähnlich wie Kinder auf Gemälden früherer Jahrhunderte heute auf uns unkindlich ernst, steif und gravitätisch, „erwachsenenhaft“ wirken und erst in der Neuzeit eine kindereigentümliche Expression aufweisen, so wird auch in der „alten“ Psychopathologie des Kindesalters der erwachsenenspezifische Aspekt der deskriptiven Phänomenologie deutlich. Das gilt auch für die retrospektive Hypothese über die libidinösen Phasen der Krankheitsentwicklung durch die Psychoanalyse. Die Kinder- und Jugendpsychiatrie hat inzwischen eine alters- und entwicklungsspezifische Diagnostik und Therapie entwickelt. Sie muß aber immer wieder feststellen, daß längst überholte Stereotype als wissenschaftliche Vorurteile fortleben. Ich möchte einige dieser Vorurteile anführen:

a) Das *erste Vorurteil* liegt darin begründet, daß Kinder erst seit Beginn unseres Jahrhunderts als selbständige, sich aktiv entwickelnde Menschen anerkannt wurden. Im Mittelalter sah man in ihnen seelisch unfertige kleine Erwachsene, als erst auf dem Wege zum eigentlichen Menschen befindliche Wesen. Spinoza (22) bezeichnete das Kindsein als ein Unglück, und noch Pascal (22) konstatierte, das menschliche Leben beginne erst, wenn der Verstand entwickelt sei, etwa mit 20 Jahren. Die Eigenart der psychischen Existenz des Kindes ist, von einigen Ausnahmen abgesehen, erst seit wenigen Jahrzehnten Gegenstand wissenschaftlicher Forschung.

b) Das *zweite Vorurteil* besagt, daß psychische Störungen und Erkrankungen bei Kindern ausschließlich oder doch ganz überwiegend eine milieureaktive Pathogenese haben. Früher sprach man pauschal von „Schul- und Erziehungsschwierigkeiten“, für deren Besserung nur pädagogische Maßnahmen in Betracht kamen, notfalls Erziehungsheime oder Besserungsanstalten. Mit der „Child Guidance Movement“ trat zwar ein Wandel von der Strafe zur Therapie ein, aber die pathogenetischen Vorstellungen blieben weitgehend unverändert und monokausal-peristatisch ausgerichtet.

c) Das *dritte Vorurteil* besagt, daß Kinder immer fröhlich und heiter sind und daß deprimierte Zustände, wenn sie überhaupt einmal auftreten, oberflächlich sind und nur kurze Zeit dauern. Tatsächlich kann jeder von uns, der sich an seine Mitschüler erinnert und ihr weiteres Schicksal verfolgte, bei einigen, die schon als Kinder psychisch anfällig waren, nach Jahrzehnten eine psychiatrische Diagnose stellen. Aus meiner Schulklasse erkrankten drei später an Depressionen, zwei von ihnen begingen Suizid; der dritte leidet unter einer manisch-depressiven Erkrankung.

d) Das *vierte Vorurteil* beruht auf einem metapsychologischen Irrtum der Psychoanalyse. Die Existenz psychogener depressiver Syndrome bei Kindern wird von der Psychoanalyse aus theoretischen Gründen abgelehnt. „Depression, ein Phänomen, das die Existenz eines Über-Ich postuliert, kommt bei Kinder nicht vor“ (24). Gegenüber dieser Einstellung konnten sich auch nicht die weitergehenden psychoanalytischen Theoriemodelle von Abraham (1) und Melanie Klein (11) durchsetzen.

3. Depressionen bei Kindern und Erwachsenen

Kinder- und Jugendpsychiater einerseits und Psychiater andererseits haben, soweit sie nicht längere Zeit im jeweils anderen Spezialgebiet tätig waren, manchmal Probleme mit ihrer Verständigung. Das gilt auch für die deskriptive und nosologische Diagnostik depressiver Syndrome im Kindes-, Jugend- und Erwachsenenalter. Zwei solcher Ursachen seien hier angeführt:

a) In nicht wenigen kinder- und jugendpsychiatrischen Publikationen, aber auch in einigen von Erwachsenen-Psychiatern, wird der Begriff Depression so unscharf verwendet, daß Trauer und Trennungsängste, depressive Reaktionen und neurotische Entwicklungen weitgehend synonym verwendet werden und psychotische und nicht-psychotische Depressionen unkonturiert ineinanderübergehen. Eine fruchtbare Depressionsforschung (die depressive Manifestationen im Kindes- und Jugendalter einbeziehen muß!) kann jedoch nur dort gedeihen, wo übereinstimmende nosologische Parameter vorliegen. Viele Kontroversen könnten vermieden werden, wenn zumindestens theoretisch am Postulat der psychogenen, somatogenen und endogenphasischen Depressionen festgehalten wird.

b) Das depressive Syndrom ist im Kindes- und Jugendalter nicht schlechter definiert und seine Diagnose nicht schwieriger als bei Erwachsenen, wenn die für das jeweilige Lebens- und Entwicklungsalter ermittelten Symptome oder Syndrome zugrundegelegt werden (19). Es gilt als Faustregel, daß depressive Kleinkinder überwiegend psychosomatische, depressive Schulkinder gemischte psychische und somatische und depressive Jugendliche dominierend psychische, häufig schon erwachsenentypische kognitive und somatische Symptome zeigen.

4. Zur Diagnostik depressiver Syndrome bei Kindern und Jugendlichen

Dem Kinder- und Jugendpsychiater stehen für die Erkennung psychischer Erkrankungen und damit auch depressiver Syndrome nachstehende *diagnostische* Verfahren zur Verfügung:

a) *die Fremdanamnese* (Familienvorgeschichte); prä-, peri- und postnatale Anamnese; frühkindliche Entwicklung,
b) *die Fremdbeurteilung des Verhaltens* (in der Familie, im Kindergarten, in der Schule, in der Praxis oder Klinik),
c) *die Eigenanamnese* (die „innere Biographie") und
d) *die Selbstbeurteilung* (die Schilderung der „aktuellen Befindlichkeit").

Die unter Punkt c und d angeführten Verfahren setzen jedoch einen kognitiven und emotionalen Reifungszustand voraus, der in der Regel nicht vor dem 8. – 10. Lebensjahr zu verläßlichen Ergebnissen führt. Nur in Einzelfällen können bei jungen Schulkindern oder bei älteren Kleinkindern einmal fragmentarische introspektive Einsichten gewonnen werden. Auch deshalb ist die Diagnose eines depressiven Syndroms um so schwieriger, je jünger ein Kind ist. Wohl gelingt es hin und wieder, schwere und mittelschwere depressive Syndrome schon bei Kleinkindern überzeugend herauszuarbeiten, aber leichtere Formen entziehen sich in diesem Lebensalter fast immer einer exakten Erfassung.

Die generelle Schwierigkeit für die Diagnostik psychopathologischer Syndrome im Kindergarten- und frühen Schulalter besteht darin, daß neben der physiognomischen Erfassung der Mimik, der Gestik und der Motorik eines Kindes und den Berichten über sein gestörtes oder auffälliges Verhalten, über seine Schwierigkeiten in der Familie, im Kindergarten oder in der Schule die „dritte Dimension" der Diagnostik fehlt: nämlich die umfassende subjektive Inspektion und die verbale Schilderung der Befindlichkeit.

Als *Leitsymptome* einer Depression im Kindesalter stellte Pearce (23) jüngst heraus: Suizidalität und Todesbefürchtungen, Schlaf- und Appetitstörungen, Phobien und Obsessionen, Reizbarkeit und Hypochondrie, ferner akzessorische Symptome wie Schulverweigerung, Schuldgefühle und Mutismus. Auch die Klassifikation nach *DSM-III* geht davon aus, daß die gleichen diagnostischen Kriterien, die bei depressiven Erwachsenen vorliegen, auch für Kinder und Jugendliche gültig sind. Das sind neben der dysphorischen Verstimmung oder dem Verlust von Freude und Interesse 4 der folgenden 8 Symptome: Appetitstörungen, Schlafstörungen, motorische Agitation oder Antriebsschwäche, Aktivitätsverlust bzw.- schwäche, Energieschwäche, Schuldgefühle, Konzentrationsschwäche, Suizidideen oder Gedanken an den Tod.

Diese Kriterien sind für die Diagnostik depressiver Syndrome im Kindesalter aber nur bedingt brauchbar, weil sie nicht die entwicklungschronologische Gesetzmäßigkeit des Symptomwandels (19) berücksichtigen. Wer bei Kindern nach Depressionen im adulten Sinne sucht, wird diese nur sehr selten finden. Der „Stilwandel der Erscheinungsformen", die Metamorphose psychischer und somatischer Symptome ist bei Kindern und Jugendlichen in einem viel stärkeren Masse zu konstatieren als bei Erwachsenen des mittleren und höheren Lebensalters, da hier noch „alles im Fluß" ist. Der psychische Status des Kindes ist im Vergleich zu dem des Erwachsenen aller Lebensalter viel stärker inhomogen. Säuglings-, Kleinkind-, Schul- und Jugendalter unterscheiden sich in kognitiver, emotionaler und ethischer Beziehung viel mehr voneinander als das 3. — 6. Lebensjahrzehnt des Menschen. Auf die alters- und entwicklungsspezifische, die geschlechts- und intelligenzabhängige Symptomverteilung bei Depressionen des Kindes- und Jugendalters (19) soll hier nicht näher eingegangen werden.

Abbildung 1
Netzwerk psychischer Symptome bei Mädchen und Jungen (n = 105).
Stat. Signifikanz: ▬▬ > 95 %; ____ = 95 %
Aus Nissen: Depressive Syndrome, Springer Verlag

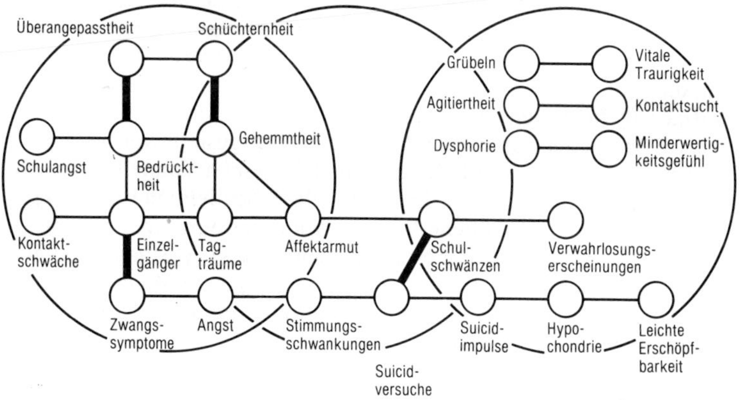

Für die Diagnostik von Depressionen im Kindes- und Jugendalter ist von Bedeutung, daß auch in diesem Lebensabschnitt weniger das einzelne Symptom als der Symptomverbund, das „*depressive Netzwerk*" (Abbildung 1), von Bedeutung ist. Wie überall in der Psychiatrie ist auch hier die präzise Diagnose von einer möglichst subtilen Erfassung der Einzelsymptome abhängig. Sie ist in schweren Fällen relativ einfach und wird mit absteigender Verdünnung der Symptomatik schwieriger.

Aufgrund eines Elternfragebogens, den wir in den letzten 6 Jahren entwickelt haben, wurde ein vereinfachtes altersbezogenes Frageschema für das 1.- 5., das 6. - 11. und für das 12. - 18. Lebensjahr konstruiert (Tabelle 1, 2 und 3). Diese Fragen ermöglichen nur eine qualitative, keine quantitative Orientierung; sie können aber dem Allgemeinarzt und dem Pädiater sowie auch Psychiatern, die nur selten von Kindern und Jugendlichen konsultiert werden, einige diagnostische Anhaltspunkte geben.

5. Häufigkeit und Geschlechtsrelation

Die Häufigkeit leichter Depressionen schwankt zwischen 13 % (15), 15 % (2) und 25 % (18) kinderpsychiatrisch relevanter Populationen. Langdauernde mittelschwere Verstimmungen bei Kindern und Jugendlichen wurden in 1,8 % (19), 2 % (4) bzw. 3 % (31) in kinder- und jugendpsychiatrischen Kliniken festgestellt.

Auffallend ist die *Geschlechtsrelation* der nicht-psychotischen Depressionen im Kindesalter, die eine Jungenwendigkeit von 2:1 zeigt. Diese Relation hält sich etwa bis zur Pubertät und schlägt erst danach allmählich in das bekannte entgegengesetzte Verhältnis um. Dieser kontroverse Befund ist nicht einfach zu erklären. Es ist möglich, daß bei Jungen eine biologische Tendenz vorliegt, früher und häufiger als Mädchen zu erkranken. Es ist aber auch möglich, daß depressive Mädchen weniger häufig dem Arzt vorgestellt werden als Jungen, weil depressive Mädchen den allgemeinen Vorstellungen von mädchenhaftem Verhalten eher entsprechen. Schließlich ist es möglich, daß die unterschiedliche Verteilung mit der hormonellen Umstellung in und nach der Pubertät zusammenhängt. Weshalb bipolare Psychosen im Kindes- und Jugendalter bei Jungen häufiger mit manischen, beim weiblichen Geschlecht eher mit depressiven Phasen beginnen, ist ebenfalls ungeklärt.

6. Nosologische Aspekte

Die meisten Depressionen des Kindesalters (75 %) werden als *psycho-*

gene Depressionen (anaklitische Depressionen, Schul-Depressionen, reaktive Depressionen, depressive Entwicklung) eingestuft (21). Konstitutionelle, psychopathische bzw. „chronische“ Depressionen sind nicht selten hirnorganisch bedingt bzw. mitbedingt, d. h. *somatischer Ätiologie*; sie kommen in etwa 6 — 8 % (21) vor. Außerdem sind auch im Kindesalter epileptische Depressionen und Depressionen bei endokrinen Störungen bzw. bei oder nach Infektionen und Intoxikationen bekannt. Das Vorkommen *endogen-phasischer Depressionen* bei Kindern vor dem 10. Lebensjahr wurde bisher nicht eindeutig katamnestisch belegt. Kurzschlägige *Stimmungsschwankungen*, die bei Kindern als bipolare Phasen imponierten, ließen sich bei Nachuntersuchungen nicht als Vorstadien oder frühe Phasen einer affektiven Psychose (5, 19) verifizieren. In einigen Fällen zeigte sich, daß Kinder mit abrupten Stimmungsschwankungen häufiger als andere später an einer Schizophrenie erkrankten (6, 19).

7.
Suizide im Kindesalter

Die von Zeitungen und Magazinen immer erneut behaupteten dramatischen *Steigerungen* der Suizidraten im Kindesalter können durch Statistiken nicht bestätigt werden. Ziehen (33) legte in seinem 1971 erschienenen Buch „Die Geisteskrankheiten des Kindesalters“ eine Statistik der Selbstmorde vor dem vollendeten 15. Lebensjahr für die Jahre 1890 — 1913 in Preussen vor.

Diese Gegenüberstellung der Zahlen für Preussen von 1900 und für die Bundesrepublik Deutschland von 1980 zeigt, daß Kinder bis zum 15. Lebensjahr im Jahre 1900 häufiger nach Suizidversuchen starben als 1980 (Tabelle 4). Darin drücken sich wahrscheinlich die Erfolge der Intensivmedizin aus. Von einer Zunahme der Selbstmorde kann im Kindesalter, im Gegensatz zum Jugendalter, in dem tatsächlich eine deutliche Steigerung vorliegt, allerdings nicht gesprochen werden.

Tabelle 1
Fragen an Eltern von Kindern bis zum 5. Lebensjahr

	Kann Ihr Kind kreativ und ausdauernd spielen?
	Weint es anhaltend ohne Grund?
	Ist es extrem schüchtern und ängstlich?
	Liegen Appetit- und Schlafstörungen vor?

Tabelle 2
Fragen an Eltern von Kindern vom 6. – 11. Lebensjahr

	Ist Ihr Kind unsicher und leicht reizbar?
	Kann es sich freuen?
	Kann es ausdauernd und kreativ spielen?
	Ist es kontaktschwach?
	Ist es konzentrationsgestört und lernschwach?
	Ist es extrem still und überangepaßt?
	Einnässen, Nägelknabbern, genitale Manipulationen?

Tabelle 3
Fragen an Eltern von Jugendlichen vom 12. – 18. Lebensjahr

	Grübelt Ihr Kind ständig?
	Spricht es von Selbstmord?
	Ist es bedrückt und fühlt sich minderwertig?
	Treten abrupte Stimmungsschwankungen auf?
	Klagen über Kopfschmerzen?

Tabelle 4
Häufigkeit von Suiziden im Kindesalter (BR Deutschland 1980, Kgr. Preussen 1900)

	Suizide	Einwohnerzahl
Bundesrepublik Deutschland 1980	Kinder bis 15. Lj. = 79	62 Mill. (1980)
Königreich Preussen 1900	Kinder bis 15. Lj. = 81	40 Mill. (1910)

Red. Bemerkung: Dieser Beitrag von G. Nissen wird auf S. 121 mit dem Thema „Spezielle Probleme in der Therapie bei Kindern und Jugendlichen" fortgesetzt. Dort findet sich dann auf S. 123 auch das Literaturverzeichnis für beide Teile des Artikels.

Tödliche Fehleinschätzungen bei depressiven und suizidalen Patienten

W. Pöldinger und *C. Adams*

Tabelle 1
Diagnosen bei 440 Patienten mit Suizidversuchen

62%	Depressionen
21%	Alkoholismus, Drogenabhängigkeit
7%	Neurosen, Pubertätskrisen
10%	andere psychische Störungen

Wenn von hohen Risiken in der Medizin gesprochen wird, sind gewöhnlich heroische chirurgische Eingriffe oder sonstige risikovolle therapeutische Handlungen gemeint; wir denken an Kranke, bei denen es um Leben oder Tod geht und nur eine Therapie mit beträchtlichem Risiko die Chance des Überlebens bietet. In derartigen Situationen ist man sich dessen bewußt, daß selbst minime Fehleinschätzungen katastrophale Folgen haben können. Weniger bewußt ist man sich aber häufig der Tatsache, daß im Bereich der Psychiatrie, insbesondere bei depressiven und suizidalen Patienten, Fehlentscheidungen ebenfalls tödlich sein können.

Wie aus einer Reihe von Untersuchungen hervorgeht, sind bis zu 15% der Patienten, die einen Allgemeinpraktiker konsultieren, depressiv oder larviert depressiv. Früher glaubte man, daß nur endogen Depressive suizidal sind. Das war eine Fehleinschätzung, denn heute wissen wir, daß grundsätzlich jeder Depressive suizidgefährdet ist. Die meisten Suizide haben eine Depression als Ursache. Eine Untersuchung der Psychiatrischen Universitätsklinik Basel ergab, daß 62% von 440 nach einem Suizidversuch hospitalisierten Patienten an Depressionen verschiedener Genese litten (Tabelle 1). Menschen, die aus welchem Grund auch immer schon einen Suizidversuch unternommen haben, gehören zweifellos zur Risikogruppe Nummer eins.

Wovon die Suizidalität abhängt

Das Suizidrisiko hängt weniger von der nosologischen Zuordnung als vielmehr von der phänomenologischen Ausprägung und der Psychodynamik einer Depression ab. Agitiert-ängstliche Patienten sind in der Regel suizidgefährdeter als apathisch-gehemmte. In beiden Fällen sind zentrale Stimulantien kontraindiziert, und ein Fehler wäre es, bei ängstlich-unruhigen Patienten ein Antidepressivum mit stark aktivierender Wirkungskomponente anzuwenden; sie brauchen ein Antidepressivum, das dämpft, z. B. Amitriptylin (Laroxyl) oder Maprotilin (Ludiomil). Da aber die stimmungsaufhellende Wirkung antidepressiver Substanzen gewöhnlich erst nach etwa zwei Wochen voll zum Tragen kommt, ist es angezeigt, zusätzlich ein Neuroleptikum zu geben, das auch leicht antidepressiv wirkt, z. B. Clotiapin (Entumin); ein Tranquilizer wie etwa Diazepam (Valium) kann jedoch den Zweck ebenfalls erfüllen.

Das Suizidrisiko ist übrigens um so größer, je ängstlicher und agitierter sich ein Kranker verhält, und es ist noch ernster zu bewerten, wenn plötzlich Angstattacken auftreten oder die Depression sich akut verschlimmert.

Eine Fehleinschätzung wäre es auch, einen Kranken vor allem in der Tiefe seiner depressiven Phase als suizidgefährdet anzusehen. In dieser Phase ist er oft zu gehemmt, um eine Suizidhandlung zu begehen. Das Risiko besteht sogar eher in der Anfangs- und Endphase einer Depression, wenn der Kranke noch bzw. wieder den Antrieb zu einem Suizid hat. Besonders gefährdet sind die Kranken, wenn eine neue depressive Episode beginnt, denn im Wissen, wie qualvoll das Leiden sein kann, möchten sie dieses Schicksal kein zweites Mal auf sich nehmen. Risikobehaftet ist das Ende einer depressiven Phase auch deshalb, weil häufig leichte Nachschwankungen der Verstimmung auftreten, die der Kranke unter Umständen als Beginn einer neuerlichen Phase deutet und aus Verzweiflung darüber Hand an sich legt.

Erwähnen wir noch, daß nicht nur Depressive, sondern auch Alkoholiker, Drogenabhängige, Menschen in biologischen Krisenzeiten sowie alte und vereinsamte Leute suizidgefährdet sind.

Stadien der suizidalen Entwicklung

Die Dynamik der suizidalen Entwicklung ist in Abbildung 1 schematisch dargestellt. Zum Zeitpunkt einer Krise oder Depression wird zunächst nur die Möglichkeit einer Selbsttötung in Erwägung gezogen. Früher oder später kommt es zu einem innerlichen Kampf zwischen lebenserhaltenden und lebenszerstörenden Kräften, und in dieser Ambivalenz kann es geschehen, und dies geschieht gar nicht so selten, daß der Kranke sein suizidales Vorhaben unmißverständlich seiner Umgebung mitteilt. Solche Äußerungen darf man nicht überhören, nicht auf die leichte Schulter nehmen, denn es ist ein altes, leider noch nicht völlig ausgerottetes Vorurteil, daß Menschen, die ihren Selbstmord ankündigen, sich gar nicht töten wollen, während Menschen, die den Tod wirklich suchen, darüber schweigen. Aufschlußreich ist in diesem Zusammenhang eine Untersuchung des Ehepaares Davenport (1980), aus der hervorging, wie verschieden die Hinterbliebenen auf präsuizidale Äußerungen von 52 Suizidenten in Zürich reagiert hatten; sie schenkten den Hinweisen keine Beachtung oder glaubten dem Patienten nicht, sie hatten zwar Mitleid, unternahmen aber nichts, sie waren verärgert und zeigten sich dem Patienten gegenüber ablehnend, sie waren verängstigt, wollten helfen, fühlten sich aber hilflos, sie glaubten ihm und versuchten zu helfen.

Abbildung 1
Stadien der suizidalen Entwicklung

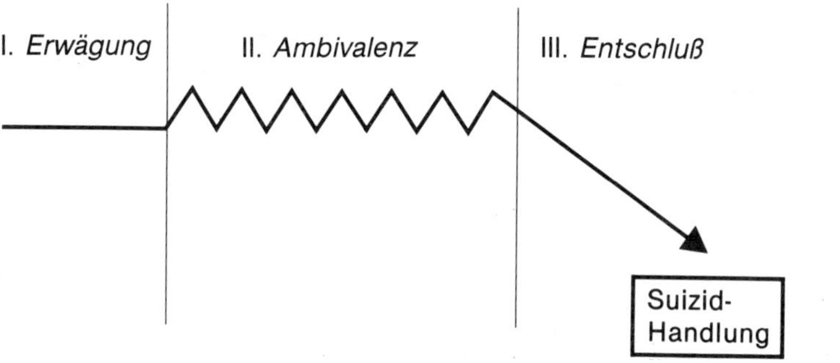

Die Ruhe vor dem Sturm

Irgendwann — damit ist das letzte Stadium der suizidalen Entwicklung erreicht — fällt die Entscheidung. Der Betroffene gibt sich plötzlich ruhig und lebensfroh, von Selbstmord ist nicht mehr die Rede. Die Umgebung nimmt nun an, die lebenserhaltenden Kräfte hätten die Oberhand gewonnen. Dies mag zuweilen zutreffen. Des öfteren aber handelt es sich um die Ruhe vor dem Sturm, der Kranke dissimuliert, um den Suizid ungestört und unbeobachtet vorbereiten zu können. Wer nicht beachtet, was diese plötzliche Ruhe bedeuten kann, begeht unter Umständen eine tödliche Fehleinschätzung der Situation und erlebt dann die unliebsame Überraschung, daß der Kranke aus dem Leben scheidet. Es ist deshalb wichtig, einen Depressiven, der das Selbstmordthema nicht mehr anschneidet, danach zu fragen, warum er nun doch weiterleben möchte. Will er es wirklich, reagiert er meist spontan, etwa mit der Bemerkung, er habe doch für eine Familie zu sorgen und sei für den Fortgang seines Geschäftes verantwortlich. Wer aber zum Selbstmord entschlossen ist, reagiert eher zögernd und vage. Absolut verläßlich ist diese Methode natürlich nicht, und deshalb sollten die Angehörigen, wenn die Ruhe vor dem Sturm eingetreten ist, sofort den Arzt verständigen und den Kranken weiter beobachten.

Die Erörterung der Suizidalität darf kein Tabu sein
Bei Abschätzung der Suizidalität steht der Arzt vor einer schwierigen Aufgabe, da es sichere Methoden und Tests dafür nicht gibt. Er ist also darauf angewiesen, im Verlauf der Exploration eines Depressiven auch auf die Frage der Suizidalität einzugehen, um zumindest herauszufinden, ob Verdachtsmomente vorliegen, wie sie im präsuizidalen Syndrom nach Ringel (Tabelle 2) zusammengestellt sind.

Tabelle 2
Das präsuizidale Syndrom (nach Ringel)

1.	Zunehmende Einengung Situative Einengung Dynamische Einengung (einseitige Ausrichtung der Apperzeption, der Assoziationen, der Verhaltensmuster, der Affekte und Abwehrmechanismen) Einengung der zwischenmenschlichen Beziehungen Einengung der Wertwelt
2.	Aggressionsstauung und Wendung der Aggressionen gegen die eigene Person
3.	Selbstmordphantasien (anfangs aktiv intendiert, später sich passiv aufdrängend)

Ein Fingerzeig ist die Einengung der Interessen und Wertwelt. Ein zuvor politisch engagierter Mensch liest z. B. kaum mehr eine Zeitung, für einen Fußballfan wird sein Sport bedeutungslos, andere wiederum verzichten auf Radio, Fernsehen, Konzert- und Theaterbesuche, auf Zerstreuungen, die ihnen lieb und wert waren. Früher anregende zwischenmenschliche Beziehungen werden nach und nach abgebaut. Ein überaus gefährliches Symptom, das Unheil vorausahnen läßt, ist das Auftreten von Selbstmordphantasien, vor allem dann, wenn sie nicht aktiv intendiert sind, sondern sich passiv aufdrängen.

Als weiteres Hilfsmittel zur Beurteilung der Suizidalität empfehlen wir eine von Kielholz in Anlehnung an Veröffentlichungen von Im Obersteg, Ringel und Stengel ausgearbeitete Liste von Risikofaktoren (Tabelle 3).

Tabelle 3
Risikofaktoren zur Abschätzung der Suizidalität (nach KIELHOLZ)

Suizidhinweise	Kritische Situationen
– Frühere Suizidversuche – Selbstmorde in Familie oder Umgebung – Direkte oder indirekte Suiziddrohungen – Äußerungen konkreter Vorstellungen über Vorbereitung oder Durchführung eines Suizids	– Beginn und Abklingen depressiver Phasen – Versündigungs- oder Krankheitswahn – Biologische Krisenzeiten (Pubertät, Gravidität, Puerperium, Klimakterium) – Alkoholismus, Toxikomanie – Unheilbare Krankheiten
Verstärkende Faktoren	**Umweltverhältnisse**
– „Unheimliche Ruhe" nach Unruhe und Suiziddrohungen – Ängstlich-agitiertes Verhalten – Schuld- und Insuffizienzgefühle – Affekt- und Aggressionsstauung – Quälende Insomnie – Selbstvernichtungs-, Sturz- und Katastrophenträume	– Familiäre Zerrüttung in der Kindheit – Berufliche und finanzielle Schwierigkeiten – Kein Aufgabenbereich, kein Lebensziel – Verlust oder primäres Fehlen mitmenschlicher Kontakte – Liebesenttäuschungen, Ehescheidung, Vereinsamung – keine tragfähige religiöse Bindung

Ambulante Behandlung oder Hospitalisierung
Ob ein suizidgefährdeter depressiver Patient ambulant behandelt oder hospitalisiert werden soll, hängt weitgehend davon ab, in welchem familiären und sozialen Milieu er lebt und ob sichergestellt ist, daß sich die Angehörigen um ihn kümmern und die Ratschläge des Arztes befolgen. Ist die Familienatmosphäre günstig, darf man sich eher zu einer ambulanten Behandlung entschließen. Nicht zu umgehen ist jedoch die Hospitalisierung im Falle eines akuten Suizidrisikos besonders bei alleinstehenden, vereinsamten Menschen.

Eine sichere Suizidprophylaxe gibt es leider nicht; selbst in der Klinik können Suizide nicht immer vermieden werden. Man kann zwar dem Patienten das Versprechen abnehmen, sich nicht das Leben zu nehmen; dabei muß man aber einkalkulieren, daß der Kranke in seiner Qual oft gar nicht imstande ist, sein Versprechen zu halten, und daß er dissimuliert, um den nötigen Freiraum für sein Vorhaben zu behalten. Dem Suizidalen ein solches Versprechen abzunehmen, erscheint nur dann sinnvoll, wenn man die Zeitspanne auf 1 – 2 Tage beschränkt und dazu bemerkt, daß man ihn morgen oder übermorgen wieder sehen möchte. Außerdem sollte der Patient die Gewißheit haben, daß er, wenn ein Problem ihn bedrückt oder Suizidimpulse sich seiner bemächtigen, den Arzt jederzeit, auch nachts, telefonisch erreichen kann. Nicht vergessen sollte der Arzt, für den Fall seiner Abwesenheit die Nummer des Telefonnotrufes zu hinterlassen. Trotz alldem kann man einer Fehleinschätzung zum Opfer fallen.

Außerordentlich wichtig ist es, daß der Suizidale die Möglichkeit bekommt, sich über seine Probleme auszusprechen. Fühlt er dann, daß der Arzt ihn versteht und ihm helfen möchte, kann allein schon diese Aussprache eine kathartische, reinigende Wirkung haben und das Risiko entschärfen. Deshalb ist „die Art und Weise des ersten Kontaktes mit dem Gemütskranken oft von entscheidender Bedeutung für die weitere Entwicklung des Arzt-Patient-Verhältnisses" (IRNIGER). Vertrauensvolle, tragfähige zwischenmenschliche Beziehungen sind immer noch die beste Methode zur Selbstmordverhütung. Wer des Lebens überdrüssig ist, braucht einen Helfer, und diese Rolle ist in erster Linie dem Arzt zugedacht.

Literatur

DAVENPORT, R. H., DAVENPORT, D.: Arzt und Suizidverhütung (Hexagon Roche **8**, 9, 1980)
FEUERLEIN, W.: Suizidale Verhaltensweisen. Neurol. Psychiat. **3**, 340, 1980
IM OBERSTEG, J.: Das Selbstmordproblem in der gerichtlichen Medizin. Schweiz. med. Wschr. **62**, 1013, 1955
IRNIGER, W.: In Kielholz, P., Pöldinger, W., Adams, C. (Eds.): Die larvierte Depression p. 58 (Deutscher Ärzte-Verlag, Köln-Lövenich 1981)
KIELHOLZ, P.: Diagnose und Therapie der Depressionen für den Praktiker p. 13-16 (J.F. Lehmanns Verlag, München, 3. Auflage 1971)
KIEV, A.: New directions for suicide prevention centers. Am. J. Psychiathry **127**, 87, 1970
KREITMAN, N.: Parasuicide. Brit. J. Psychiatry **115**, 746, 1969
MICHEL, K.: Risikofaktoren bei suizidalen Patienten. Der informierte Arzt **4**, 38, 1983
PALLIS, O., SAINSBURY, P.: The value of assessment in attempted suicide. Psychological Medicine **6**, 487, 1976
PÖLDINGER, W.: Die Abschätzung der Suizidalität (H. Huber, Bern 1968)
PÖLDINGER, W.: Tendance suicidaire, angoisse et dépression. In Kielholz, P. (Ed.): Etats dépressifs, dépistage, évaluation, traitement p. 63 (Editions H. Huber, Berne 1972)
PÖLDINGER, W.: Die Beurteilung und Behandlung der Suizidalität. Therap. Umschau **37**, 9, 1980
PÖLDINGER, W.: Familie und Suizid. Schweiz. Ärzte-Zeitung **63**, 668, 1982
PÖLDINGER, W., SONNECK, G.: Die Abschätzung der Suizidalität. Nervenarzt **51**, 147, 1980
RINGEL, E.: Selbstmordverhütung (H. Huber, Bern, Stuttgart, Wien 1969)
RINGEL, E.: Die Beurteilung des Suizidrisikos. Schweiz. Ärzte-Zeitung **62**, 1405, 1981
STENGEL, E.: Selbstmord und Selbstmordversuch (S. Fischer, Frankfurt a. Main 1969)
WILKINS, J.: Suicide and anonymity. Psychiatry **32**, 257, 1969

Der Depressive und seine Familie

G. Holmberg

Das qualvolle Leiden und die veränderte Verhaltensweise eines depressiven Menschen können mannigfaltige emotionale Reaktionen der Familienangehörigen auslösen. Sind sie zum ersten Mal mit der Erkrankung konfrontiert, geraten sie gewöhnlich in größte Verlegenheit und wissen nicht, wie sie reagieren sollen und wie sie helfen können. Daß sie in Sorge sind und Mitleid empfinden, sind natürliche Gefühle; aber der Negativismus und die Perseveration des Patienten, die der Erkrankung innewohnen, können auch Gereiztheit und Verärgerung hervorrufen. Der Pessimismus des Kranken wirkt sich auf die Angehörigen ansteckend aus, die Möglichkeit einer schlechten Prognose sowie Selbstmordgedanken und -drohungen versetzen sie in Schrecken.

Die psychische Depression ist eines der qualvollsten Leiden, das einen Menschen befallen kann. Sie äußert sich nicht nur in einem Absinken der Stimmung, sie geht auch mit einem Verlust von Antrieb und Lebensfreude, von Interessen jeder Art einher, oft sogar mit dem Verlust des Interesses am Leben überhaupt. Die Angst, fast ausnahmslos ein Begleiter der Depression, ist in der Regel intensiver und schmerzvoller als bei irgendwelchen anderen Zuständen und verursacht ausgeprägte subjektive Phänomene wie Ruhelosigkeit und Reizbarkeit. Das depressive Geschehen kann für den Kranken so unerträglich werden, daß er am liebsten tot sein möchte. Die Depressiven sind mitunter von Wahnideen geplagt und fast alle sehen ihren Zustand in einem pessimistischeren Licht als es objektiv gerechtfertigt wäre. Die Depressionen sind zwar in ihrer Ausdrucksform und ihrem Schweregrad recht unterschiedlich, aber gemeinsam ist ihnen, daß der Kranke unfähig ist, allein einen Ausweg aus seinem Elend zu finden. Er braucht Hilfe.

Wer kann nun helfen und wie kann er helfen? Der erste Schritt besteht darin, daß man die Erkrankung erkennt und sachkundigen Beistand leistet. Hat der Kranke eine Familie oder lebt er mit jemandem zusammen, so sind es gewöhnlich diese Personen, denen als ersten die Veränderung in seinem Wesen auffällt. In anderen Fällen sind es Arbeitskollegen oder persönliche Freunde, die merken, daß irgend etwas mit ihm nicht in Ordnung ist. Das größte Problem taucht auf, wenn der Kranke ein vereinsamtes Leben führt und niemanden hat, der sich um ihn kümmert. In einer solchen Situation kann die

Depression unbemerkt bleiben, was das Leiden und die Risiken noch erhöht, und viele Depressive setzen dann in ihrer Verzweiflung dem Leben ein Ende, da sie eben nicht imstande sind, sich selbst zu helfen.

Die Reaktionen der Angehörigen

Nehmen wir an, der Depressive habe eine Familie, die sich mit ihm befaßt und motiviert ist, sich um ihn zu kümmern. Die Reaktionen der Familie können recht unterschiedlich ausfallen und vom realistischen, praktischen bis zum völlig konfusen, hilflosen, manchmal sogar negativen Handeln reichen. Die Art der Reaktion hängt zum Teil davon ab, inwieweit die Familienmitglieder über das Wesen der Erkrankung informiert sind. Diejenigen Angehörigen, die schon früher depressive Attacken miterlebt sowie den Verlauf und die Behandlung unter guter Führung beobachtet haben, können am ehesten den Kranken verstehen und für rasche und zweckmäßige Hilfe sorgen. Natürlich spielt für die Art der Reaktion die Persönlichkeit der Angehörigen ebenfalls eine Rolle.

Die Depression trübt des Patienten Gemüt oft schwer, und die Krankheitseinsicht fehlt mehr oder minder. Unfreiwillig führt der Depressive andere Leute, ebenso wie sich selbst, in die Irre, und in seinen Gedankengängen ist er oft sehr beharrlich. Seine pessimistischen und negativen Gefühle können ansteckend sein, und wenn z. B. jemand in der Familie eine ähnliche Erkrankung, vielleicht mit katastrophalem Ausgang, durchgemacht hat, neigt er dazu, sich als schlechte Zucht („bad breed“) und als hoffnungslosen Fall anzusehen. Dies verängstigt und verstört natürlich die Angehörigen, und recht häufig kommen sie dann zur Überzeugung, die Erkrankung sei unheilbar.

In seinen Grübeleien findet der Patient gewöhnlich irgendeinen Grund, sich schuldig zu fühlen, z. B. für eine Fehlentscheidung in der Vergangenheit oder für einen Mißerfolg in persönlichen oder finanziellen Belangen. Hat er ein echtes Problem, sieht er keine Lösung und ist sicher, daß es ihn zerstören wird, und diese Gewißheit kann auf die Familie und die Freunde übergreifen.

Schuldgefühle des Patienten, weil er sich für arbeitsunfähig, inkompetent und nutzlos hält, sind fast die Regel. „Wird es mir noch möglich sein, meine Familie zu ernähren?“ ist eine der am häufigsten geäußerten Befürchtungen, und so ist es verständlich, daß sich auch die Familie, falls sie vom Kranken als Brotgeber abhängig ist, Sorgen macht. Dies kann zu einer Art „folie à deux“ führen — mit übertriebenem Pessimismus auf seiten der Angehörigen. Selbst wenn die Angehörigen die Situation verstandesgemäß ziemlich klar sehen, können sie dennoch durch die beharrlichen und suggestiven Ideen des Patienten emotional beeinflußt werden.

Das Verhalten eines Depressiven ist für die Umgebung, sogar für den Arzt, unter Umständen verwirrend und irreführend. Der Kranke kann z. B. entschieden bestreiten, depressiv zu sein, und er kann nicht — oder er mag nicht — weinen oder seine traurigen Gefühle zum Ausdruck bringen. Statt dessen klagt er vielleicht über mancherlei Unbehagen und Schmerzen, besonders im Abdominalbereich, und ist überzeugt, daß diese Beschwerden, gekoppelt mit Gewichtsverlust, das Anzeichen für irgendeine bösartige Erkrankung sind. Die Angehörigen mögen das gleiche denken und geraten nun ebenfalls in Sorge. Den Kranken zu überreden, daß er einen Arzt aufsuchen sollte, gelingt ihnen aber nicht immer, und das beunruhigt sie noch stärker. Des öfteren werden sie nun auf den Kranken böse, weil sie das Zusammenleben mit ihm unerträglich finden.

Eine derartige Situation entsteht leicht dann, wenn der Depressive alt ist und sich charakterlich verändert hat. Die bei vielen älteren Menschen anzutreffenden Züge von Mißtrauen und negativer Lebenseinstellung können sich in einer depressiven Phase beträchtlich verstärken, und auch Gedächtnisstörungen verschlimmern sich plötzlich. So kommt man eventuell in Versuchung, das depressive Geschehen fälschlich als Zeichen eines senilen Abbaus zu interpretieren, besonders deswegen, weil der affektiven Seite des Zustandes nicht immer die nötige Beachtung geschenkt wird. Die Depression im Alter tritt oft in larvierter Form auf; nicht einmal der Patient mag sich seiner depressiven Gefühle bewußt sein, aber er ist tief besorgt wegen seiner körperlichen Symptome, seiner Schlafstörungen und der Schwierigkeit mit seinem Gedächtnis.

Es gibt noch viele weitere Beispiele für depressive Verhaltensweisen, die die Familie verwirren. Apathie ist gewöhnlich die auffälligste Störung. Tritt sie plötzlich in Erscheinung, ist sie leichter als Krankheitszeichen zu erkennen. Wenn jedoch Apathie und andere Anzeichen allmählich über einen längeren Zeitraum zunehmen, wird die Deutung schwieriger. Apathie, häufig ist sie in den Morgenstunden am stärksten, wird manchmal fälschlicherweise als Gleichgültigkeit oder sogar als Faulheit ausgelegt.

Der Depressive ist in seinen Emotionen eingeschränkt. Selbst wenn er sich seiner Verantwortlichkeit bewußt und im Grunde genommen der Familie liebevoll zugetan ist, kann er zu seiner eigenen Verzweiflung nicht so warmherzig reagieren wie früher. Die Familie kann sich dadurch verletzt fühlen. Der Mangel an Zärtlichkeit und Rücksicht sowie ein vermindertes sexuelles Verlangen frustrieren den Ehepartner. Todeswünsche und Suiziddrohungen versetzen die Angehörigen in Furcht, möglicherweise fürchten sie sogar für ihr eigenes Leben.

Für die Angehörigen bedeutet also die Depression eine schwere Bürde, die eine ganze Reihe verschiedener Emotionen auszulösen vermag, etwa Mitleid, Sorge, Furcht, Pessimismus, Argwohn, Gereiztheit, Zorn und Aggressivität. Alle die Gefühle schaffen Unsicherheit, und daraus ergibt sich, daß die Angehörigen in ihrem Bestreben, die Situation in den Griff zu bekommen, inkonsequent handeln.

Was man tun und was man lassen sollte

Im Falle einer Depression besteht das häufigste Mißverständnis darin, den Depressiven nicht als krank anzusehen, sondern ihn so zu behandeln, als wäre er lediglich in ganz normaler Weise verstimmt, gestreßt, von Sorgen geplagt, erschöpft. Drückt er seine traurigen und pessimistischen Gefühle aus, bemühen sich seine Angehörigen gewöhnlich, ihn zu ermutigen und auf die positiven Seiten des Lebens hinzuweisen. Möglicherweise versuchen sie hartnäckig, ihn zu überzeugen, und geraten dadurch leicht in Streit mit ihm. Wenn er absurde pessimistische und negativistische Gedanken vorbringt, widersprechen sie ihm vielleicht scharf und geraten in Zorn. Wenn sie sich umgekehrt von der Möglichkeit ängstigen lassen, der Kranke habe recht, dann kann das den Kranken in seinen wahnhaften Vorstellungen bestärken.

Auf die Apathie, die den meisten Depressionen eigen ist, reagieren die Angehörigen nicht immer richtig. Sie drängen den Patienten, aktiver und interessierter zu sein, oder sie glauben, er sei überarbeitet, und raten ihm zu einem Erholungsurlaub. Um ihn aufzuheitern, werden vielleicht gesellschaftliche Zusammenkünfte und Vergnügungen empfohlen. Oft wird der Patient auch ermuntert, eine Auslandsreise zu unternehmen. Über das Zusammentreffen mit anderen Menschen, über Vergnügungen und Reisen freut sich aber ein Depressiver bestimmt nicht. Im Ausland brütet er nur über die unnützen Ausgaben und möchte wieder heim. Im übrigen kann es auch riskant für ihn sein, sich weit weg von seiner gewohnten ärztlichen Betreuung aufzuhalten.

Besteht Apathie ohne klar erkennbare depressive Verstimmung, so mögen die Angehörigen und andere zu Unrecht glauben, die Inaktivität des Patienten verrate lediglich eine kalte Gleichgültigkeit. Dies kann der Anlaß sein zu mehr oder weniger freundlichen Ermahnungen wie z. B. „Du wirst Deine Stellung verlieren, wenn Du so wenig Begeisterung zeigst“. Ein Depressiver, der die Fähigkeit verloren hat, seine Emotionen zu verbalisieren, und ganz ichbezogen geworden ist, hört unter Umständen: „Du kümmerst Dich um keinen von uns, warum sollten wir für Dich sorgen?". Es ist unschwer zu verstehen, wie sehr derartige Worte den Kranken verletzen können.

Negativistische Ideen sind ganz dazu angetan, Konflikte innerhalb der Familie zu schaffen. Ein Depressiver legt vielleicht, anlagemäßig bedingt, ein etwas starres und dominantes Verhalten gegenüber seiner Frau und den Kindern an den Tag, so daß sie außerstande sind, die erforderlichen Maßnahmen zu ergreifen, selbst wenn sie bereits aufgehört haben, ihn als echtes Familienoberhaupt anzuerkennen. Schließlich gelangen sie zur Einsicht, daß er einen Arzt konsultieren sollte, aber er weigert sich vielleicht, und nun geraten sie in eine äußerst schwierige Lage. Erst wenn der Kranke so apathisch ist, daß seine Willenskraft vollständig erlahmt, haben sie eine Chance, ihn zum Arzt oder direkt in die Notfall-Station einer Klinik zu bringen. Aber bis dahin kann sich eine Situation voller Risiken entwickelt haben. In derartigen Fällen ist der Hausbesuch eines Arztes höchst empfehlenswert, da sonst das Endsignal, daß etwas getan werden muß, ein Suizidversuch sein kann.

Viele ältere Leute, die depressiv werden, besitzen ein starkes Pflichtgefühl und sind stolz auf ihre Lebensarbeit und ihr Ansehen. Vor allem sind es ältere Männer, die jede ärztliche Hilfe ablehnen, da sie nicht als Schwächlinge gelten möchten. Die Aussicht, einen Arzt zu Rate zu ziehen oder in ein Krankenhaus eingeliefert zu werden, erweckt in ihnen manchmal die Furcht, sie könnten als nutzlos abgeschrieben werden, sie müßten für immer in einer Anstalt bleiben.

So haben die Angehörigen oft einen hartnäckigen Widerstand zu überwinden. Der Depressive läßt nämlich nicht davon ab, seine ängstlichen Fragen ad infinitum zu wiederholen. Werden nun die Angehörigen zunehmend frustriert und gereizt und artet die Auseinandersetzung zu einem harten, destruktiven Kampf aus, geben sie womöglich ihre Anstrengung, dem Kranken zu helfen, auf und überlassen ihn einfach sich selbst. Ist der Kranke eine sehr dominierende Persönlichkeit gewesen, so könnten die Angehörigen — was allerdings nur in Ausnahmefällen geschieht — jetzt sogar die Chance sehen, Vergeltung zu üben.

Zusammenarbeit mit beruflichen Helfern

Kann der Kranke in eine Klinik oder ein Krankenhaus gebracht werden, empfindet die Familie eine immense Erleichterung, vorausgesetzt, sie ist davon überzeugt, daß dem Patienten dort die richtige Behandlung zuteil wird. Häufig jedoch werden die Angehörigen enttäuscht, weil der Klinik-Patient nur einer von vielen ist und es vielleicht deswegen den Anschein hat, man nehme nur wenig Notiz von ihm. Recht oft erklärt allerdings der Patient selber dem Arzt, daß er gar nicht hilfsbedürftig sei, daß nur die Angehörigen sich einbildeten, bei ihm stimme etwas nicht. Infolgedessen wird dann in erster Linie anderen Patienten die Priorität eingeräumt, die zur Behandlung motiviert sind. Die sogenannte Sündenbock-Hypothese („scape-goat hypothesis“) hat Patienten, denen es an Krankheitseinsicht fehlt, in der Tat schon viel Schaden zugefügt. So spielt sich der ganze Prozeß von neuem innerhalb der Familie ab. Der Patient macht unter Umständen wieder mehrere depressive Phasen durch und unterzieht sich zahlreichen körperlichen Untersuchungen, von denen keine einen pathologischen Befund enthüllt, bevor endlich eine adäquate Therapie eingeleitet wird. Für die Familie kann dies eine schwere Zeit bedeuten.

Sobald ein erfahrener Arzt — es braucht nicht unbedingt ein Psychiater zu sein — die Behandlung übernimmt, muß er die Angehörigen gebührend aufklären und unterstützen. Gleich wie der Patient sind sie über das Wesen der Erkrankung und die Behandlungsmöglichkeiten zu informieren, so daß sie während der ganzen Behandlungsdauer dem Arzt als verständnisvolle Helfer zur Seite stehen. Wenn der Patient daheim bleibt, können sie sein Verhalten in klinikähnlicher Weise überwachen und ihn realistischer als zuvor unterstützen. Sie haben darauf zu achten, daß er die verordneten Medikamente regelmäßig einnimmt, genügend ißt, sein Äußeres nicht vernachlässigt, sich täglich etwas Bewegung gönnt und daß ein Zeitvertreib für ihn gefunden wird, der ihn nicht überfordert. Es ist äußerst wichtig, daß die Angehörigen dem Arzt sofort berichten, wenn sich der Zustand des Kranken irgendwie verändert, besonders wenn er sich verschlechtert. Aus dieser Zusammenarbeit mit dem Arzt kann die Familie viel lernen, was ihr für das Handeln im Falle möglicher Rückfälle zustatten kommt.

Sachdienliche Dokumentation

Lehrbücher enthalten nur spärliche Informationen über die gegenseitige Beeinflussung der Familienmitglieder während einer Depression, und überhaupt scheint zu diesem Thema nur wenig geschrieben worden zu sein. Nijdam (6) veröffentlichte eine Arbeit über die Notwendigkeit, die Angehörigen eines Depressiven zu beraten, und machte auch auf einige Mißverständnisse aufmerksam. Aus einer Studie von Targum et al. (7) ging hervor, daß etwa 50 % der Partner von manisch-depressiven Kranken der Meinung waren, sie hätten auf Kinder verzichtet oder gar nicht geheiratet, hätten sie vor ihrer Entscheidung mehr über die bipolare Depression gewußt. Im Gegensatz dazu waren es unter den Kranken selbst nur 5 %, die zu der gleichen Schlußfolgerung kamen. Schon früher hatten Brodie und Leff (1) berichtet, daß 75 % der Patienten mit bipolarer Depression schließlich geschieden wurden, während es im Falle der unipolaren Depression nur 8% waren, deren Ehe nicht aufrechterhalten werden konnte; dieser Unterschied ist statistisch hochsignifikant.

Augenscheinlich sind für die Familie manische Episoden viel weniger erträglich und sozial destruktiver als depressive Episoden. Dies findet eine Bestätigung in dem Befund, daß es bei bipolaren Depressionen immer nur nach manischen Attacken zur Scheidung kommt und niemals, bevor nicht zumindest eine derartige Attacke aufgetreten ist. In einem von CARLSON et al. (2) untersuchten Kollektiv von 47 bipolar-depressiven Patienten fanden sich 21% Scheidungen, und in weiteren 19% blieb der Partner nur aus Pflichtgefühl mit dem Kranken zusammen.

Wie eine Reihe anderer Autoren behaupten auch CARLSON et al., daß die manisch-depressive Depression keine so günstige Prognose hat, wie das oft angenommen wird. Etwa ein Drittel ihrer Patienten war auch in den Intervallen zwischen stark ausgeprägten Phasen ziemlich in Mitleidenschaft gezogen durch mässige bis schwere affektive Symptome, die sich störend auf die Arbeit, die soziale Adaptation und das Familienleben auswirkten. Wie schon erwähnt, sind aber manische Phasen für die Familie viel beunruhigender als die depressiven Episoden — was den Schluß nahelegt, die unipolare Depression sei eine gutartigere Krankheitsform als die bipolare Depression.

Eine spätere Studie von FRANK et al. (3) läßt jedoch das eheliche Zusammenleben mit bipolar-depressiven Patienten in einem günstigeren Licht erscheinen. Die Autoren verglichen die Ehe-Stabilität von 16 Paaren aus der oben zitierten Studie von TARGUM et al. (7) mit derjenigen von 16 psychisch normalen und glücklich verheirateten Paaren. Obwohl die Kontroll-Paare ihre Ehen als etwas zufriedenstellender einstuften, war in den Gesamtbeurteilungen kein signifikanter Unterschied zu erkennen. Signifikant mehr der Kontroll-Paare hielten ihre Ehen für mindestens so gut wie andere Ehen. In beiden Gruppen unterschied sich die Häufigkeit ehelicher Probleme nicht signifikant, was auch für den Grad der sexuellen Befriedigung zutraf. In beiden Gruppen waren es gleich viele, die versicherten, daß sie denselben Partner wieder heiraten bzw. das nächste Mal eine andere Wahl treffen oder überhaupt nicht mehr heiraten würden, wenn sie ihr Leben nochmals leben könnten. Die Erwartung eines harmonischen Zusammenlebens war allerdings in der Gruppe der bipolar-depressiven Patienten signifikant weniger erfüllt. Diese Resultate legten die Vermutung nahe, daß die Patienten, wenn sie in der Remission und psychisch stabil waren (und in der „Affective Disorders Clinic of the National Institute of Mental Health", NIMH, unter Beobachtung standen), einen ähnlichen Anpassungsgrad wie normale Personen erreichen könnten. Ihre ehelichen Beziehungen hielten stand — trotz aller durchlebten Schwierigkeiten. Eine Lithium-Therapie hatte sich auf den Verlauf der Erkrankung günstig ausgewirkt. Im übrigen sollte man immer bedenken, daß auch in normalen Ehen Probleme auftauchen. Nach Ansicht der Autoren sind noch mehr Längsschnittuntersuchungen erforderlich, um die hier erörterten Fragen weiter zu klären.

Greene et al. (4) stellten fest, daß in Fällen, in denen einer der Ehepartner an einer primären affektiven Störung litt, rein psychotherapeutisch orientierte Maßnahmen zur Bekämpfung der Eheschwierigkeiten nicht befriedigten, und verwiesen mit Nachdruck auf den Nutzen einer zusätzlichen medikamentösen Behandlung. Ihrer Meinung nach ist es wichtig, den gesunden Partner davon zu überzeugen, daß das Verhalten des Kranken zu einem guten Teil auf einer genetisch und biochemisch bedingten Unausgeglichenheit beruhe. Sobald die Diagnose einer primären affektiven Störung feststeht, müsse man den Depressiven wie einen Diabetiker betrachten, dem die Verpflichtung einer Langzeitbehandlung auferlegt ist. Je mehr Erfahrung die Autoren sammeln konnten, um so mehr kam es ihnen darauf an, die Bedeutung der Prophylaxe hervorzuheben. Damit wollten sie auch sagen, daß von einer Ehe abzuraten sei, wenn sich in der Anamnese eine primäre affektive Störung nachweisen läßt; dieser Rat wurde jedoch nur von 60% der sie konsultierenden Paare befolgt. Die Ehe mit einem derart Kranken beinhalte nach Ansicht der Autoren ernsthafte Risiken; die tiefreichenden seelischen Folgen eines versuchten oder gelungenen Suizids, die nicht unbedeutende hereditäre Komponente sowie die intermittierenden Dysharmonien zwischen den Eheleuten sind nicht nur für den gesunden Partner, sondern auch für die Kinder emotional aufwühlend. Obwohl diese Risiken in manchen Fällen sicher vorhanden sind, darf man sie nicht verallgemeinern.

McKnew et al. (5) überprüften die psychische Verfassung der Kinder (5-15 Jahre) von allen Patienten — es waren 14 —, die in einem bestimmten Zeitraum mit der Diagnose einer bipolaren oder unipolaren Depression in die Klinik des NIMH eingeliefert worden waren. Die Kinder wurden im Abstand von 4 Monaten zweimal interviewt. Neun der 30 Kinder waren bei beiden Interviews, 14 nur bei einem Interview als depressiv einzustufen; 7 erwiesen sich in keinem der beiden Interviews als depressiv. Die Knaben waren durchweg signifikant depressiver als die Mädchen. Bei 3 Kindern wurde eine Angstreaktion beobachtet; keines war hyperaktiv oder psychotisch. Überraschenderweise konnten bei älteren Kindern nicht mehr Depressionen als bei jüngeren aufgedeckt werden. Die Autoren hielten weitere Untersuchungen für nötig, um den Zusammenhang zwischen den depressiven Symptomen der Kinder und der seelischen Erkrankung der

Eltern zu sichern. Ich persönlich neige der Auffassung zu, daß es sich in einem hohen Prozentsatz der bei den Kindern gefundenen Depressionen um durch die Erkrankung eines Elternteils hervorgerufene psychische Reaktionen handelte.

Dieses zweifellos interessante Thema veranlaßte uns, an der Psychiatrischen Klinik in Danderyd mit einer Studie über Reaktionen und Aktionen von Personen, deren Ehepartner an einer akuten Depression von endogenem Typ litt, zu beginnen. Die Studie läuft erst seit 4 Monaten, aber eine vorläufige Analyse von 16 Patienten (6 Frauen und 10 Männer im Alter von 42-81 Jahren) ließ erkennen, daß ein plötzliches Absinken der Stimmung sowie die mangelnde Bindung an das Leben, die der Kranke an den Tag legte, den Partner am meisten in Mitleidenschaft zog. Als zweithäufigstes Symptom beunruhigte den Partner die Angst des Patienten, die sich in Form von Ruhelosigkeit und Befürchtungen manifestierte. Wiederholte Klagen über Schmerzen und Schlaflosigkeit sowie der Appetitverlust und das Nachlassen des sexuellen Interesses waren für den Partner ebenfalls belastend. Dem Partner brachte die Erkrankung in mehrfacher Hinsicht eine schwere Bürde, etwa das Mitleiden mit dem Patienten, die Notwendigkeit, viele seiner früheren Pflichten zu übernehmen, sich um ihn zu kümmern und Hilfe für ihn zu suchen. Mehrere Partner äußerten ihre Unkenntnis über diese Art von Erkrankung und wünschten vom Arzt eine Aufklärung darüber; die meisten waren dankbar, daß auch ihre eigenen Gefühle zur Sprache kamen. Manche glaubten, das Falsche gesagt und getan zu haben, als der Kranke noch zu Hause war. Einzelheiten darüber zu erfahren, war aber im allgemeinen schwierig; Gereiztheit und Brummigkeit, Konfusion und Mangel an Initiative wurden erwähnt als Verhaltensweisen, die sich negativ auf den Kranken auswirken können. Eine Frau war gleich wie ihr depressiver Mann fest davon überzeugt, daß seine Magenbeschwerden körperlichen Ursprungs seien (eine „folie à deux"-Reaktion!); ein Ehemann gab zu, im geheimen zu trinken, zu weinen und sich allzu passiv zu verhalten. Im ganzen gesehen entwarfen aber die psychisch gesunden Partner ein positives Bild von ihren Fähigkeiten zu helfen; wenn sie dabei Schiffbruch erlitten, schien dies mehr an ihrer Hilflosigkeit als an ihrer Verzweiflung gelegen zu haben.

Im Umgang mit der Familie zu beachten

Durch Information und Unterstützung der Familie kann der Arzt erreichen, daß die Angehörigen dem Kranken gegenüber ein fehlerhaftes Verhalten vermeiden, ein tieferes Verständnis für sein Leiden aufbringen und somit besser in der Lage sind, ihm Hilfe und Schutz angedeihen zu lassen.

Häufige Mißverständnisse

1. Die Verwandten sehen den Kranken so als wäre er nicht krank, sondern in ganz normaler Weise verstimmt, überbeansprucht, beunruhigt oder gelangweilt.
2. Probleme und Hemmnisse, von denen der Kranke spricht, werden fälschlich für echt gehalten.
3. Gehemmtes Handeln und Müdigkeit werden als mangelndes Interesse und sogar als Faulheit mißdeutet.
4. Die Hemmung von Emotionen wird irrtümlich als Fehlen von Zuneigung aufgefaßt.
5. Hypochondrische Klagen werden als Symptome einer schweren körperlichen Erkrankung fehlinterpretiert.
6. Äußert der Kranke Todeswünsche und Suizidideen, werden sie von der Familie nicht ernst genug genommen.

Nicht zu empfehlendes Handeln

1. Den Depressiven durch Vergnügungen verschiedenster Art aufheitern zu wollen.
2. Ihn reisen zu lassen, wobei er dann für längere Zeit keine rasche ärztliche Hilfe zur Hand hat.
3. Mit ihm ins Argumentieren zu geraten und am Wechsel seiner Gefühlsäußerungen Anstoß zu nehmen.
4. Die Geduld mit ihm zu verlieren, die Versuche, ihm helfen zu wollen, aufzugeben, und ihn im Stich zu lassen.

Wie sollte der Arzt mit der Familie zusammenarbeiten?

1. Die Familienangehörigen gleich wie den Kranken über das Wesen einer Depression sowie über die Behandlungsmöglichkeiten und -pläne informieren.
2. Die Angehörigen so unterstützen, daß sie den „Fall“ in einer mehr klinischen Art und Weise zu sehen und mit ihm umzugehen vermögen.
3. Die Angehörigen als Behandlungshelfer heranziehen, so daß sie
   a) darauf achten, daß der Kranke die Medikation vorschriftsmäßig befolgt,
   b) ihm Gesellschaft leisten und ihn nicht aus den Augen lassen, wenn ein Suizidrisiko besteht,
   c) ihm helfen, für sein Äußeres Sorge zu tragen, sich Bewegung zu machen und soweit als möglich zu beschäftigen,
   d) Änderungen im Verhalten und Befinden des Kranken, besonders wenn sie auf eine Verschlechterung des Zustandes hindeuten, sofort dem Arzt melden.

Literatur

1. BRODIE, H. K. H., LEFF, M. J.: Bipolar depression: a comparative study of patient characteristics. Am. J. Psychiat. **127**, 1086, 1971
2. CARLSON, G. A., KOTIN, J., DAVENPORT, Y. B., ADLAND, M.: Follow-up of 53 bipolar manic-depressive patients. Brit. J. Psychiat. **124**, 134, 1974
3. FRANK, E., TARGUM, S. D., GERSHON, E. S., ANDERSON, C., DUFFY STUART, B., DAVENPORT, Y., KETCHUM, K. L., KUPFER, D. J.: A comparison of non-patient and bipolar patient-well spouse couples. Am. J. Psychiat. **138**, 764, 1981
4. GREENE, B. L., LUSTIG, N., LEE, R. R.: Marital therapy when one spouse has a primary affective disorder. Am. J. Psychiat. **133**, 827, 1976
5. MCKNEW, D. H. Jr., CYTRYN, L., EFRON, A. M., GERSHON, E. S., BUNNEY, W. E. Jr.: Offspring of patients with affective disorders. Brit. J. Psychiat. **134**, 148, 1979
6. NIJDAM, S. J.: Guidance for the depressive patient's family. In Kielholz, P. (Ed.): The general practitioner and his depressed patients, p.72 (Huber, Berne, Stuttgart, Vienna 1981)
7. TARGUM, S. D., DIBBLE, E. D., DAVENPORT, Y. B., GERSHON, E. S.: The family attitudes questionnaire. Arch. gen. Psychiat. **38**, 562, 1981

Antidepressive Therapie unter Einbezug von Familie und Umwelt

R. Takahashi

Die Depression ist für den Betroffenen nicht nur die Ursache seines Leidens und seiner seelischen Not, sie übt darüber hinaus auch einen sehr starken Einfluß auf die Beziehung des Depressiven zu seiner Familie und seinem Ehepartner, zu seinen Arbeitskollegen und Vorgesetzten aus — und sie wird umgekehrt auch ihrerseits oft durch diese Beziehungen beeinflußt. Die Beratung der Familie des Depressiven und anderer Personen, mit denen er oft in Berührung kommt, spielt daher in der Therapie und Prävention von Depressionen eine sehr wichtige Rolle. Zu den belastenden Faktoren, die eine Depression auszulösen vermögen, gehören eine ganze Reihe von Lebensumständen (12, 16), die die Familie des Patienten betreffen, einschließlich seiner Eltern, die ihn aufgezogen haben und von denen er sein Temperament geerbt hat, sowie des Ehepartners, den er gewählt hat. Jede Veränderung in der beruflichen Stellung, im Einkommen oder in den menschlichen Beziehungen am Arbeitsplatz kann ebenfalls zum Auslösefaktor einer Depression werden. Darüber hinaus wirken sich Lebensereignisse und Umweltsituationen häufig auf Behandlungserfolg und Prognose aus und können sogar die Ursache dafür sein, daß die Krankheit einen langwierigen oder chronischen Verlauf nimmt.

Neuere Untersuchungen (9, 14) haben gezeigt, daß ein psychotherapeutisches Einbeziehen von Familie und Umwelt des Depressiven die Ergebnisse der medikamentösen Behandlung in wertvoller Weise ergänzt. Bei der Bekämpfung von Depressionen ist es deshalb nicht zweckmäßig, allein auf psychotherapeutische Maßnahmen zu bauen, die nur auf den Patienten selber abzielen, oder sich lediglich auf die Medikation zu konzentrieren.

1. Die Psychodynamik der Familie des Depressiven und ihr Einfluß auf die Therapie

Da die Mehrzahl der Depressiven im mittleren Alter steht oder es sich um ältere Menschen handelt, haben sie meist einen Ehepartner und Kinder. Die bei der Familientherapie gesammelten Erfahrungen zeigen, daß depressive Patienten häufig mit einem dominierenden

Partner verheiratet sind und daß sie mit diesem Partner in einer Beziehung der Symbiose und Abhängigkeit zusammenleben (3, 15). Bei Untersuchungen (10, 11), in denen man Patienten mit ungünstiger und Patienten mit günstiger Prognose verglichen hat, fand man, daß manche der Patienten, deren Prognose als ungünstig beurteilt wurde, starre, dominierende, sich in alles einmischende Gatten besaßen, die den depressiven Partner innerlich ablehnten, die seinen Symptomen gleichgültig gegenüberstanden oder die die Manifestationen der Depression nicht einmal für echt hielten. In anderen Fällen nahm der nicht-depressive Partner eine extrem bemutternde Haltung ein. Es bestand also ein emotionelles Defizit an Sympathie zwischen den Patienten und ihren Ehepartnern. Selbst wenn der nicht-depressive Partner als Schutz gegen das Anlehnungsbedürfnis des anderen — ein Bedürfnis, das den meisten Depressiven eigen ist — eine „Sekundärpersönlichkeit" entwickelt haben mag, darf man die Möglichkeit nicht übersehen, daß Patienten, die ihrem Typ nach abhängig, furchtsam und nervös sind, sich vielleicht gerade deshalb von vornherein offene, fröhliche und willensstarke Partner ausgesucht haben, um ihre eigenen Mängel zu kompensieren.

Was die Patienten mit zufriedenstellender Prognose betrifft, so waren sie im allgemeinen mit einfühlsamen, rücksichtsvollen, anpassungsfähigen und realistisch denkenden Partnern verheiratet. In Fällen von bipolarer Depression, wo der Ehegatte nicht nur einfühlsam, sondern auch fähig ist, den Kranken durch realistisches Einschätzen seines abweichenden Verhaltens zu führen und zu leiten, und wo er den Depressiven genügend objektiv zu beobachten vermag, d. h. ohne sich von dessen Stimmungsschwankungen zwischen Manie und Depression irreleiten zu lassen — kann ein solcher Ehepartner die Prognose zum Vorteil des Patienten beeinflussen.

In den industrialisierten Ländern wird heute auf die Kern- oder Kleinfamilie mehr Gewicht gelegt als auf die größere Familie. Charakteristisch für die Psychodynamik (3, 6) der Zwei-Generationen-Familie, in der ein Mitglied an Depressionen leidet, ist oft die dominierende, die Spontaneität des Familienlebens lähmende Stellung des Vaters, der Mutter oder eines Geschwisterteils. Es entwickelt sich so eine unterwürfige Abhängigkeit von diesem dominanten Familienmitglied, und die menschlichen Beziehungen innerhalb der Familie gründen sich dann mehr auf Ritual, soziales Prestige und Konventionen als auf warme Zuneigung. Depressive Patienten aus solchen Familien neigen dazu, zäh und gewissenhaft an der Aufrechterhaltung einer von konservativen gesellschaftlichen Einstellungen diktierten Familienordnung zu arbeiten. Das Fehlen echter Freiheit und Toleranz innerhalb der Familie trägt nicht nur zur prämorbiden Persönlichkeitsbildung des depressiven Patienten bei, sondern hat auch einen Einfluß auf die Häufigkeit und Chronizität von Depressionen unter den anderen Familienmitgliedern.

Diese Befunde stimmen gut mit den Resultaten einer Studie (17) überein, in der man feststellte, daß zwischen einer von Kritik geprägten Haltung seitens der Familie des Kranken und dem Rückfall in die Depression eine enge Korrelation besteht. Die Befunde werden auch durch die Resultate einer anderen Studie (5) gestützt, in der man mit Hilfe der *Katz Adjustment Scale* (KAS) (8) ermittelt hat, wie der depressive Patient von seiner Familie gesehen und erlebt wird. In dieser Untersuchung wurden 108 Depressive in zwei Gruppen — eine Gruppe mit guter und eine Gruppe mit schlechter Prognose — eingeteilt, wobei als Kriterium der Grad der sozialen Wiedereingliederung fünf Jahre nach der maßgebenden depressiven Episode *(„index episode“)* diente. Man kam zu folgenden Ergebnissen: Im Gegensatz zu den Familien der Patienten mit guter Prognose glaubten die Familien der Patienten mit schlechter Prognose weniger Egoismus, verbale Feindseligkeit, gesellschaftsfeindliche Aktivitäten, streitsüchtiges Verhalten und negativistische Einstellung bei den Patienten festzustellen, dafür aber mehr Hilflosigkeit, Abhängigkeit, introvertiertes Verhalten und extreme Ruhelosigkeit. Da hinsichtlich anderer einflußreicher sozialer Faktoren kein signifikanter Unterschied zwischen den beiden Gruppen bestand, hat man der Art und Weise, wie depressive Patienten von ihren Familien erlebt und beurteilt werden, eine große Bedeutung für die Prognose zugeschrieben.

2. Beratung der Familie und der persönlichen Umgebung des Patienten

Während die Familienangehörigen eines Depressiven insofern oft selbst Depressionsopfer sind, als der Zustand des Patienten in ihnen Gefühle von Traurigkeit, Verzweiflung und unerwiderter Liebe hervorruft, können sie auf der einen Seite häufig auch die Ursache einer Depression sein, indem sie teilweise für deren Auslösung oder protrahierten Verlauf verantwortlich sind. Das gleiche kann auch für die Menschen seiner sozialen Umgebung zutreffen. Zu der Behandlung des Patienten muß folglich auch die Beratung seiner Familie und der Menschen, mit denen er häufig zusammentrifft, gehören.

a) Vor Behandlungsbeginn

Sobald die Depression diagnostiziert ist, sollte der Arzt sowohl den Patienten als auch dessen Familie in angemessener Weise informieren und beraten (7):

1. Er sollte ihnen sagen, daß es sich bei der Depression um eine echte Krankheit handelt.
2. Er sollte darauf bestehen, daß der Patient sich so weit als möglich schont.
3. Er sollte dem Patienten und dessen Familie in etwa angeben, wie bald mit einer Genesung zu rechnen ist.
4. Er sollte darauf hinweisen, daß der Patient manchmal mit dem Gedanken spielen mag, sich das Leben zu nehmen, daß dies jedoch ein Symptom seiner Krankheit sei und daß diese Krankheit heilbar ist. Er sollte dem Patienten das Versprechen abnehmen, keinen Selbstmordversuch zu unternehmen.
5. Er sollte den Patienten davor warnen, vor Abschluß der Behandlung wichtige Entscheidungen zu fällen.
6. Er sollte dem Patienten und dessen Familie mitteilen, daß die Symptome während des Krankheitsverlaufs schwanken können.
7. Er sollte die möglichen Nebenwirkungen der Behandlung mit Antidepressiva erklären und den Patienten um Mitteilung bitten, falls störende Nebenwirkungen auftreten.

Die Versicherung des Arztes, daß die Krankheit bestimmt geheilt werde, beschwichtigt die Befürchtungen der Familie und spornt sie an, dem Patienten gegenüber eine verständnisvolle, flexible und hilfreiche Haltung einzunehmen. Erklärt man der Familie die biochemische Hypothese über die zugrundeliegende Krankheitsursache, so kann man damit mögliche Schuldgefühle zerstreuen und vor allem dem Partner die nötige Energie verleihen, um mit den aus der Depression erwachsenden Eheproblemen fertigzuwerden (3). Die Familienangehörigen sollten angehalten werden, ein wachsames Auge auf den Patienten zu haben, ihn zu nichts zu zwingen und mit ihm zu sprechen, wenn sie sein Bedürfnis nach einem Gespräch spüren. Die Familie muß sowohl über das höhere Suizidrisiko zu Beginn und gegen Ende einer depressiven Phase als auch über den richtigen Umgang mit den antidepressiven Medikamenten informiert werden. Ferner sollte man die Familie unbedingt davor warnen, den Patienten in der falschen Annahme, daß Urlaub seiner Genesung förderlich sei, mit in die Ferien zu nehmen.

Nachdem die Familie diese Erklärungen und Richtlinien erhalten hat, sollte man sie bitten, den Patienten grundsätzlich zu begleiten, wenn er die Poliklinik aufsucht (11, 13). Durch Gespräche mit der Familie während dieser Besuche hat der Therapeut Gelegenheit, etwas über die Belastungen und Spannungen, die für die Auslösung oder den protrahierten Verlauf der Depression verantwortlich sind, sowie über die Situation der Familienmitglieder und die Rolle, die der Patient in der Familie spielt, in Erfahrung zu bringen. Solche Informationen sind für die Behandlung und Rehabilitation des Depressiven nützlich. So mag beispielsweise eine depressive Frau von sich aus kein bestimmtes belastendes Ereignis angeben, aber aus den Äußerungen der sie begleitenden Angehörigen kann hervorgehen, daß sich ihr Zustand verschlechterte, als die Krankheit ihres Mannes sich verschlimmerte oder als ihr Sohn auf einer Geschäftsreise war. Zudem dürfte sich die Beratung der Familie als sehr viel wirkungsvoller erweisen, wenn dem Therapeuten bereits bekannt ist, wie die Familie emotional zu ihrem depressiven Mitglied eingestellt ist.

Ebenso wie im Falle der Familie sollte die ärztliche Beratung der Personen, mit denen oder für die der Patient arbeitet, damit beginnen, daß man das Wesen der Depression und das Vorgehen bei ihrer Behandlung gründlich erklärt. Die am Arbeitsplatz des Patienten für ihn zuständige Personal- oder Fürsorgeabteilung muß wissen, daß jeder einseitig von ihr gefällte Entscheid, den Patienten an eine andere Stelle zu versetzen oder ihn zeitweilig von seiner Arbeit zu dispensieren, die Depression verschlimmern kann. Die Personal- oder Fürsorgeabteilung sollte für eine aktive Kooperation gewonnen werden, indem man sie bittet, dem Therapeuten Auskunft zu geben über die Arbeitssituation des Patienten und über die von ihm zu tragende Verantwortung, wobei der Therapeut klarstellen muß, daß der Patient um so dringender ausreichende Ruhe braucht, je anspruchsvoller seine Pflichten sind. Ferner sollten im Hinblick auf die spätere Psychotherapie auch Informationen über die zwischenmenschlichen Beziehungen des Patienten am Arbeitsplatz eingeholt werden.

b) Während der Behandlung

Ein Ziel der Familienberatung besteht darin, die Familie des Patienten — vor allem den ihn in die Klinik begleitenden Ehepartner — als Helfer des Therapeuten während der depressiven Phase heranzuziehen. Zunächst wird der Familie der allgemeine Grundsatz erklärt, dem Patienten gegenüber eine stützende Haltung einzunehmen. Solange die Symptome schwer sind, vor allem bei Depressionen des endomorphen Typs, darf die Familie nicht versuchen, direkten Einfluß auf den Patienten auszuüben, sondern sie muß sich darauf beschränken, gewissenhaft auf ihn aufzupassen.

Wenn sich — was meist der Fall ist — die Symptome der Depression nur langsam bessern und der Patient sich von seinem Ehepartner abhängig fühlt und aggressive Gefühle gegen ihn entwickelt, kann es leicht geschehen, daß letzterer in seinen Gefühlen schwankend sowie ängstlich und gereizt wird. Das Rekonstruieren der Lebensgeschichte des Patienten und seiner Lebenssituation vor Ausbruch der Depression in einem mit Patient und Familie gemeinsam geführten Gespräch ermöglicht es der Familie, eine bessere Beziehung zum Depressiven herzustellen, sich in ihn einzufühlen und so zur Aufhellung seiner Depression beizutragen.

Während auf der einen Seite der Depressive oft hin- und herschwankt zwischen Selbstvorwürfen und einem Gefühl der Unzufriedenheit über die angebliche Unfähigkeit seines Partners, ihn zu verstehen, reagiert auf der anderen Seite die Familie des Depressiven auf sein teils abhängiges, teils aggressives Verhalten häufig mit Ungeduld, Gereiztheit, Verzweiflung und sogar Gleichgültigkeit. Unter solchen Umständen sind in Gegenwart des Therapeuten abgehaltene Familienkonferenzen immer nützlich (1). Der Patient und seine Familie erhalten dann eine Gelegenheit zu sagen, wie sie die Krankheit erleben, was sie von der Behandlung erwarten und wie sie die Zukunft sehen. Die Erkenntnis, daß die Krankheit ernst genommen wird, hat einen wesentlichen Einfluß auf den Behandlungserfolg. Familienkonferenzen klären nicht nur die Luft und mildern die Sorgen und Ängste der Familie, sondern zeigen auch, wie sich das Verhalten und die Krankheit des Patienten auf die Familie auswirken und wie umgekehrt das Verhalten der Familie den Patienten beeinflußt. Solche Konferenzen werfen auch einiges Licht auf die Unterstützung, die dem Depressiven durch seine Familie zuteil wird, sowie auf die Art und Weise, wie der Patient diese familiäre Unterstützung empfindet. Menschen, die vorher noch nie einem Depressiven begegnet sind, machen sich keine Vorstellung, in welchem Ausmaß die Beeinträchtigung der gesellschaftlichen und zwischenmenschlichen Beziehungen eine Manifestation der Krankheit selbst ist. Familienkonferenzen helfen diesen Menschen zu begreifen, daß sich die Depression sowohl auf das sexuelle Vermögen als auch auf die Arbeitsfähigkeit auswirkt und daß sich mit dem Abklingen der depressiven Symptome auch die Störungen in diesen beiden Bereichen bessern werden.

Selbst wenn der Arzt die Familienangehörigen für die Mitwirkung an der Behandlung zu gewinnen sucht, sind nicht unbedingt alle Angehörigen dazu fähig. Die Kooperation ist vor allem dann schwierig, wenn die Gereiztheit, die Übellaunigkeit und die Feindseligkeit des Patienten für normale Gefühle gehalten werden, die gegen die Familie gerichtet sind.

In Fällen, in denen das Verhalten des Patienten beim Therapeuten in Widerspruch zu seinem Verhalten im häuslichen Milieu steht, ist eine sorgfältige Abklärung notwendig. Hier sei übrigens daran erinnert, daß selbst Patienten mit sehr schwer gehemmter Depression zu Hause manchmal extrem feindselig sind (18). Familienkonferenzen lassen oft erkennen, daß der Ehepartner über die Lebensgeschichte des depressiven Patienten gar nicht soviel weiß wie man erwarten würde oder daß z. B. die Mutter des Patienten stur an ihrer gewohnten Lebensweise festhält und es ablehnt, ihr Verhalten gegenüber dem Patienten zu ändern. Der Therapeut sollte deshalb versuchen, das emotionale Gleichgewicht der Familie wiederherzustellen, indem er die Kommunikation zwischen Patient und Familie durch seine Beratung fördert. Wenn es sich bei dem depressiven Patienten z. B. um eine berufstätige Frau handelt, dann sollte der Therapeut sich bemühen, im Ehemann der Depressiven eine verständnisvollere Haltung zu wecken, damit er sein Bestes zu tut, um die doppelte Belastung der Ehefrau durch Berufstätigkeit und Haushalt zu verringern. Zur Erreichung dieses Ziels muß der Therapeut die Unzufriedenheit, Gereiztheit und Verzweiflung des Ehepartners akzeptieren und sich in sie einfühlen können. Der Ehepartner — oder die Familie als Ganzes — wird dann in der Lage sein, ihre Unzufriedenheit und ihre widerstreitenden Gefühle unverhohlen einzugestehen und den Patienten so anzunehmen, wie er ist. Durch die Vertiefung der gefühlsmäßigen Kontakte zwischen Patient und Familie können sich Familienkonferenzen vorteilhaft auf den Behandlungserfolg auswirken.

Die Wirksamkeit einer medikamentösen antidepressiven Therapie hängt sehr stark von der Atmosphäre in der Umgebung des Patienten ab. Der Therapeut sollte dafür sorgen, daß Art und Zweck der medikamentösen Therapie von der Familie des Patienten eindeutig verstanden werden. Die Familie darf nicht glauben, Medikamente würden einfach deshalb verschrieben, um es dem Patienten zu ermöglichen, einer schmerzlichen oder schwierigen Situation — der er sich eigentlich stellen sollte — auszuweichen, noch darf die Familie das Gefühl bekommen, der Einsatz der Medikamente entbinde sie von der Pflicht, ihre Haltung gegenüber dem Patienten radikal zu ändern (3).

Da nicht nur psychische und biologische Faktoren die Wahrscheinlichkeit einer Depressionsentwicklung begünstigen, sondern auch soziale Faktoren, ist eine soziale Stützung im Rahmen der Depressionsbehandlung unverzichtbar. Um zu verhüten, daß der Patient in Isolation gerät, müssen Maßnahmen zur Sicherung einer hinreichenden gesellschaftlichen Integration ergriffen werden. Ein wichtiger Punkt in diesem Zusammenhang ist die regelmäßige Orientierung der Personalabteilung über den aktuellen Krankheitsstatus des Patienten. Man sollte der Personalabteilung ferner raten, nicht einzugehen auf ein Kündigungsschreiben, das der Patient aus dem Gefühl heraus, seinen Aufgaben nicht mehr gewachsen zu sein, eventuell einreichen könnte.

Das Vorhandensein sozialer Probleme bei gleichzeitiger Depression bedeutet nicht, daß sie Ursache oder Folge der Krankheit sein müssen (1). Es trifft zwar zu, daß ein bedrückendes Ereignis im Leben des Betroffenen die Depression auslösen kann, aber eine Veränderung der sozialen Situation muß nicht notwendigerweise einen Einfluß auf diese Depression haben. Sozialtherapeutische Maßnahmen dürfen nicht automatisch in jedem Fall einer Depression eingesetzt werden, sondern nur nach adäquater Berücksichtigung der klinischen, psychischen und sozialen Situation des Patienten.

c) Während der Erholungsphase

Während der Erholungsphase, wenn sich die schwere depressive Verstimmung und psychomotorische Hemmung zu bessern beginnen, wendet sich der Patient auch wieder seiner gesellschaftlichen Umwelt zu, wird dann aber reizbar und verstimmt, weil er weiterhin Gefühle der Unzulänglichkeit hegt, weil es ihm nach wie vor an Selbstvertrauen und Energie fehlt und er noch an körperlichen Symptomen leidet. In dieser Zeit neigt der Patient dazu, viel offener mit dem Therapeuten über den eigentlichen Inhalt seiner Ängste und über seine Konflikte zu sprechen; gleichzeitig wird er mit größerer Wahrscheinlichkeit seiner Familie gegenüber Gefühle der Gereiztheit und Feindseligkeit zum Ausdruck bringen. Die Familie kann ihrerseits die Geduld mit dem Patienten verlieren und aus der Vorstellung heraus, er sei bloß faul, ihn zu mehr Aktivität mahnen und treiben. Zu diesem Zeitpunkt ist es notwendig, die Familie nachdrücklich zu beraten. Der Therapeut muß die Familienmitglieder überzeugen — weniger durch Sympathisieren mit ihnen als durch Einfühlen —, daß der Zustand des Patienten gerade erst einen Schritt auf dem Weg zur vollständigen Heilung darstelle. Zeigt der Therapeut nur für den Patienten und seine Beschwerden Anteilnahme und übersieht die Ängste und Sorgen der Familie oder bringt ihnen kein Verständnis entgegen, wird die Familie dadurch nur noch ängstlicher und mißtraut schließlich dem Therapeuten. Als Folge davon ist es durchaus möglich, daß der Patient innerhalb seiner Familie isoliert wird und seine Genesung sich verzögert. In Fällen, in denen ein echter Konflikt zwischen dem Patienten und seiner Familie eine wichtige Rolle als psychogener Faktor bei der Depressionsentwicklung gespielt hat, wird die Lösung des Problems den Therapeuten zwangsläufig viel Zeit kosten. Besuche der Familie durch Sozialarbeiter können in diesem Zusammenhang eine Hilfe für den Therapeuten sein (4). Während der Erholungsphase läuft die Behandlung allmählich aus, und das Schwergewicht verlagert sich auf die soziale Rehabilitation und die Verhütung von Rückfällen.

Sind die Symptome des Patienten abgeklungen und besitzt er wieder genügend Selbstvertrauen, um zu seinen sozialen Aktivitäten zurückzukehren, so sollte man ihn ermutigen, seine frühere Rolle am Arbeitsplatz und zu Hause wieder aufzunehmen, doch darf jetzt, um einen Rückfall zu verhüten, die Dosierung der ihm verordneten Antidepressiva noch nicht herabgesetzt werden. Dagegen sollte man seine Reaktion auf die Belastung durch die Rückkehr an den Arbeitsplatz sorgfältig beobachten. Der Therapeut sollte die Familienangehörigen des Patienten bzw. seine Arbeitgeber zur Kooperation verpflichten, um so sicherzugehen, daß der Patient zunächst nur leichte Arbeit verrichtet und erst ganz allmählich zu seinem ursprünglichen Leistungsstand zurückkehrt. Nachdem er sich vergewissert hat, daß die Wiederaufnahme der Arbeit keinen Rückfall zur Folge hatte, kann der Therapeut nun dazu übergehen, die Dosierung der antidepressiven Medikation vorsichtig und Schritt für Schritt zu verringern.

In diesem Stadium sollte sich die Familientherapie darauf konzentrieren, den Patienten gegen Streß oder andere Faktoren, die eine erneute Depression heraufbeschwören könnten, abzuschirmen. Laut Untersuchungen über depressionsinduzierende Lebensumstände und -ereignisse (12, 16) sind vor allem die folgenden bedeutsam: Krankheit oder Tod von Verwandten, Verlassen des Elternhauses durch die Kinder, Geburt eines Kindes, Hausbau, Umzug, Beförderung am Arbeitsplatz und sogar leichtere körperliche Traumata. Zu den relevanten Risikofaktoren, die speziell Frauen zur Depressionsentwicklung disponieren, gehören (2): drei oder vier Kinder zu Hause, die noch nicht 15 Jahre alt sind, Verlust der Mutter, bevor die Patientin 11 Jahre alt war, keinerlei außerhäusliche Beschäftigung und das Fehlen einer Vertrauensperson. Bei einer Frau, deren Selbstwertgefühl durch einen Verlust oder eine Enttäuschung beeinträchtigt ist, können diese Faktoren eine Depression auslösen. In solchen Fällen kann eine Verständigung zwischen Patientin und Familie über eine Neuorientierung ihrer jeweiligen Rollen einen günstigen Einfluß auf die Behandlung haben. Man muß sich allerdings darüber klar sein, daß Lebensereignisse nicht rückgängig gemacht und Risikofaktoren oft nicht vermindert werden können.

Daher braucht der Depressive im allgemeinen Führung und Leitung, die ihm helfen, einen neuen Lebensstil zu finden, die Beziehungen zu seinen Mitmenschen zu vertiefen und Konflikte zu bewältigen, indem er Einsicht in schwache Seiten seiner Persönlichkeit — wie etwa Maßlosigkeit in seiner Einstellung zur Arbeit und in seinen zwischenmenschlichen Beziehungen — gewinnt. Es ist nützlich, den Patienten über den zeitlichen Ablauf seines täglichen Lebens Buch führen zu lassen und anschließend, mit Hilfe der Familie und seiner Arbeitgeber, diesen Tagesablauf überall dort zu modifizieren, wo er allzu streßreich zu sein scheint. Wenn der Patient aufgrund psychischer

Konflikte, denen er an seinem Arbeitsplatz ausgesetzt ist, die Arbeit nicht wieder aufnehmen will, sollte der Therapeut das Problem mit den Kollegen oder Vorgesetzten des Kranken besprechen. Manchmal ist in solchen Fällen ein Arbeitswechsel angezeigt.

3.
Häufige Fehler bei der Durchführung einer Familientherapie

Ein häufiger Fehler ist es, die Familie nicht daran zu hindern, den Depressiven zu mehr Aktivität anzutreiben oder mit ihm in die Ferien zu reisen. Dieser Fehler wird oft dann begangen, wenn Familienangehörige oder Ehegatten der Aufforderung, den Patienten bei seinen Konsultationen in der Poliklinik zu begleiten, nicht entsprechen.

Da der Depressive die Tendenz hat, seine Gefühle von Abhängigkeit und Aggressivität gegenüber der Familie vor dem Therapeuten zu verbergen, kann der Therapeut geneigt sein, in familiären Konflikten die Partei des Patienten zu ergreifen, und es auf diese Weise versäumen, die Toleranzschwelle der Familie zu erhöhen, indem er sich in ihre Ungeduld und Reizbarkeit gegenüber dem Patienten einfühlt. Andererseits würde der Therapeut aber auch falsch handeln, wenn er der Familie mit übermäßiger Anteilnahme begegnet, weil dies die Angehörigen dazu verleiten könnte, Mittel und Wege zur Beeinflussung der Depression des Patienten zu vernachlässigen.

Sofern der Therapeut nicht klare Anweisungen gibt, wird seitens der Familie oft falsch mit den Medikamenten umgegangen. Manchmal vergessen die Therapeuten auch, Kollegen und Vorgesetzte am Arbeitsplatz des Patienten zu beraten, wie sie sich dem Depressiven gegenüber verhalten sollten. Insbesondere müssen die Arbeitgeber des Patienten aufgefordert werden, bei seiner Rückkehr in angemessener Weise Rücksicht auf ihn zu nehmen, d. h. nicht zu verlangen, daß er seine Arbeit sofort in vollem Umfang wieder aufnimmt.

Unter der Voraussetzung, daß man diese häufig vorkommenden Fehler vermeidet, kann der Einbezug von Familie und Umgebung eine Reihe von Gefahren ausschalten, beispielsweise: die Gefahr, sich allein auf die medikamentöse Behandlung zu konzentrieren, die Gefahr, die Depression als eine Erkrankung zu sehen, die nur den Patienten selbst betrifft, die Gefahr, Depressionen als Makel zu betrachten, und die Gefahr mangelnder Einfühlung in die Familie des Patienten. Auf diese Weise wird es möglich sein, in der Depressionsbekämpfung mit einer wahrhaft heuristischen Methode zu arbeiten.

Literatur

1. BENNETT, D.: Social and community approaches. In Paykel, E. S. (Ed.): Handbook of affective disorders, p. 346 (Churchill Livingstone, London 1982)
2. BROWN, G. W., HARRIS ,T.: Social origins of depression. A study of psychiatric disorder in women (Tavistock, London 1978)
3. BYNG-HALL, J. J., WHIFFER, R.: Family and marital therapy. In Paykel, E. S. (Ed.): Handbook of affective disorders, p. 318 (Churchill Livingstone, London 1982)
4. COOPER, B., HARWIN, B. G., DEPLA, C., SHEPHERD, M.: Mental health care in the community: an evaluative study. Psychol. Med. **5**, 372, 1975
5. HARAGUCHI, Y., OHTA, Y., NAKANE, Y., TAKAHASHI, R.: Family perception study on depression. Ann. Meet. Kyushu Neuropsychiat., 15th October 1982, Kumamoto City; in Japanese
6. ICHIKAWA, J., OKUBO, K.: Psychotherapy of chronic endogenous depression. Jap. J. Psychother, **4**, 140, 1978; in Japanese
7. KASAHARA, Y.: Brief psychotherapy of depression. Jap. J. Psychother. **4**, 117, 1978; in Japanese
8. KATZ, M. M., LYERLY, S. B.: Methods for measuring adjustment and social behaviour in the community. Psychol. Rep. **13**, 503, 1963
9. KLERMAN, G. L., SCHECHTER, G.: Drugs and psychotherapy. In Paykel, E. S. (Ed.): Handbook of affective disorders, p. 329 (Churchill Livingstone, London 1982)
10. MACHIZA, S., ASAKAI, N., MATSUNAMI, K., IHDA, S.: The maternal counselling of schizophrenic and manic-depressive patients. Jap. J. Psychother. **8**, 126, 1982; in Japanese
11. NISHIZONO, M.: Pathologies of family-dynamics of depression and their treatment. Jap. J. Psychother. **4**, ~~149, 1~~978; in Japanese.
12. PAYKEL, E. S.: Life events and early environment. In Paykel, E. S. (Ed.): Handbook of affective disorders, p. 146 (Churchill Livingstone, London 1982)
13. TAKAHASHI, R.: Management of depression. Rinsho to Kenkyu **52**, 1722, 1975; in Japanese
14. TAKAHASHI, R.: Pharmacotherapy and psychotherapy of depression. Jap. J. Psychotherap. **4**, 159, 1978; in Japanese
15. TAKAHASHI, R., NAKANE, Y.: Genetic factor and family dynamics of affective disorders. Jap. J. clin. Psychiat. **5**, 19, 1976; in Japanese
16. TAKAHASHI, R.: Depression and risk factor. Med. Dig. **29**, 49, 1980; in Japanese
17. VAUGHN, C. E., LEFF, J. P.: The influence of family and social factors on the course of psychiatric illness. A comparison of schizophrenic and depressed neurotic patients. Brit. J. Psychiat. **129**, 125, 1976
18. WEISSMAN, M. M., PAYKEL, E. S.: The depressed woman: a study of social relationships (Univ. Press, Chicago 1974)

Arbeit und Freizeitbeschäftigung depressiver Patienten

G. B. Cassano und *H. S. Akiskal*

Im Hinblick auf eine möglichst reibungslose soziale Wiedereingliederung psychiatrischer Patienten wird psychopathologischen Problemen und Schwierigkeiten der Rehabilitation, die bei der Arbeit oder in der Freizeit auftauchen, heute mehr denn je Beachtung geschenkt. Die auf diesem Gebiet von der Forschung erbrachte Fülle von Erfahrung und Wissen hat sich aber nur langsam in konkrete Anregungen umgesetzt, wie man in der täglichen klinischen Praxis umgehen sollte. Die Probleme und Schwierigkeiten werden selten weder in Beziehung zu der affektiven Störung gesetzt, noch in die klinische Beurteilung einbezogen. Der behandelnde Arzt schreckt oft davor zurück, ihnen auf den Grund zu gehen, und statt dessen begnügt er sich gegenüber dem Patienten mit vagen Andeutungen, die nur seine persönliche Meinung oder sogar seine moralischen Überzeugungen widerspiegeln.

Wir möchten deshalb in unserem Beitrag aufzeigen,

1. wie sich die Arbeits- und Freizeitgestaltung sowohl auf die Initial- als auch auf die Erholungsphase einer Depression auswirken kann,
2. in welcher Hinsicht Fehlkonzeptionen über die Bedeutung von Arbeit und Freizeit bei depressiven Erkrankungen zu überprüfen sind, und
3. welche praktische Anleitung dem Arzt dienlich wäre.

Frühstadien der Erkrankung

Arbeit und Freizeit sind häufig die ersten Themen, auf die sich die Klagen des Patienten in den Anfangsstadien seiner Depression beziehen (Tabelle 1). Obwohl derartige Klagen wie z. B. psychomotorische Hemmung, Konzentrationsschwäche und morgendliches Unlustgefühl der Fingerzeig für ein depressives Geschehen sein sollten, wird ihre Relevanz nicht immer richtig eingeschätzt. Im frühen Stadium einer Depression begreift der Kranke kaum, daß die Gefühle von Unzulänglichkeit, die er bei der Arbeit und in der Freizeit empfindet, Anzeichen einer beginnenden Depression sind. Folglich bleibt die Erkrankung mehr oder weniger lang unerkannt, sie trägt eine „Maske“, die sich aber von jener unterscheidet, die uns vertrauter ist, nämlich von der eine affektive Störung verdeckenden körperlichen Maske (12). Selbst dann, wenn es existentielle und soziale Probleme sind, die im Vordergrund stehen und das klinische Bild eines depressiven Geschehens verwischen, neigt der Arzt leicht dazu, sie zu übersehen, ihre Bedeutung zu unterschätzen, sie aus persönlicher Sicht, mitunter überhastet zu interpretieren oder sie vielleicht abzutun als Thema, das die Grenze des ärztlichen Handelns überschreitet. So wird die vom Patienten angebotene Information über Arbeit und Freizeit in den Hintergrund gedrängt, sie bleibt, wo sie war, außerhalb des Brennpunktes und losgelöst von der Betrachtungsweise, auf die sich Diagnosen stützen. Daraus resultiert unvermeidlich, daß die psychopathologische und klinische Relevanz der Information ignoriert wird. Da aber diese Daten außerordentlich bedeutsam sind, kann ihre Fehleinschätzung einen beträchtlichen Zeitverlust für die Diagnose

Tabelle 1
Typische Aussagen depressiver Patienten über ihre Erfahrungen mit Arbeit und Freizeit

- „Ich hänge an meinem jetzigen Job, ganz einfach deshalb, weil ich völlig trübsinnig würde, wenn ich ihn nicht hätte."
- „Ich kann mich nicht mehr entspannen und freuen. Eine Einladung meiner Freunde, mit ihnen auszugehen, wäre — das wissen sie — völlig sinnlos."
- „Wenn ich an der Arbeit bin, fühle ich mich nicht mehr richtig aktiv und leistungsfähig."
- „Alles fällt mir unendlich schwer. Jeden Morgen muß ich mich zwingen, zur Arbeit zu gehen."
- „Jede Arbeit, die ich in Angriff nehmen muß, ist jetzt eine unerträgliche Last für mich."
- „Bei der Arbeit fallen mir oft die einfachsten Dinge nicht mehr ein."

Tabelle 2
Beispiele für psychologisch unpassende Bemerkungen, die der Arzt gegenüber einem depressiven Patienten vermeiden sollte

- „Sie haben eine falsche Einstellung, wir alle müssen hart arbeiten."
- „Trinken Sie jeden Morgen einen starken Kaffee, das würde Sie in Schwung bringen."
- „Wenn Sie keinen Mut fassen und so weitermachen, wird es nur schlimmer mit Ihnen."
- „Sie sind einfach erschöpft, nehmen Sie Urlaub und tanken Sie frische Kräfte."
- „Was Sie brauchen, sind neue Freundschaften; das ist der einzige Weg, aus Ihrem selbstvernichtenden Verhalten herauszufinden."
- „Da, lesen Sie dieses Buch über positives Denken."

zur Folge haben und überdies das Risiko beinhalten, einen inadäquaten Behandlungsweg einzuschlagen.

Versäumt es der Arzt, die Diagnose frühzeitig und richtig zu stellen, geschieht es unter Umständen, daß er auf die vom Patienten gelieferte Information mit oberflächlichen und stereotypen Äußerungen reagiert, die therapeutisch wenig Wert haben (Tabelle 2). In einem derartigen Fall hört der Patient einerseits zwar die Versicherung tiefer Sympathie und großen Verständnisses, andererseits aber auch harte, im Brustton der Überzeugung geäußerte Worte, wobei weder das eine noch das andere Teil einer gut durchdachten Behandlungsstrategie ist. Gelegentlich ist der Arzt versucht, die Fragen des Patienten mit einer Reihe von Phrasen zu beantworten, die letztlich alle die für den Patienten entmutigende Folgerung enthalten, daß er vom Arzt nicht verstanden werde.

Zu Beginn einer Depression bemerken möglicherweise weder der Kranke noch seine Angehörigen den Zusammenhang zwischen den aufziehenden Wolken des Unheils und den Schwierigkeiten des Kranken, mit seiner Arbeit und dem gleichzeitig erlahmenden Interesse für seine Hobbys fertigzuwerden. In dieser Frühphase kann eine Pflegeperson oder vielleicht sogar der Arzt den Fehler begehen, in den Chor der Familie, die das Verhalten des Kranken unbesonnen kritisiert, einzustimmen, was dessen Gefühle der Unzulänglichkeit nur verstärkt und ihn noch mehr entmutigt.

Klinische Besserung und soziale Wiedereingliederung

Da Schwere und klinischer Verlauf depressiver Erkrankungen recht unterschiedlich sind, muß man auch die berufliche und soziale Rehabilitation individuell gestalten, und zwar unter Berücksichtigung von Alter und Geschlecht sowie der Umweltverhältnisse. Sobald sich die Depression aufgehellt hat, braucht es, zumindest im Falle einer endogenen Depression, 4–12 Monate, bis sich der Kranke wieder in seine gewohnte Umgebung eingelebt hat (20). Wenn sich der Arzt dessen nicht bewußt ist und sich damit begnügt, die Behandlung auf die psychopathologischen Phänomene der Erkrankung zu konzentrieren, ist eine zufriedenstellende psychosoziale Rehabilitation kaum zu erwarten.

Nach dem Abklingen einer depressiven Phase kann der Patient trotz Fortführung der antidepressiven Medikation weiterhin an einem Gefühl der Unzulänglichkeit leiden. Dies beeinträchtigt seine Initiative und sein Bemühen, sowohl im Berufsleben als auch in den Freizeitstunden wieder voll leistungsfähig zu werden, obgleich er Routineaufgaben einigermaßen befriedigend zu bewältigen vermag (16).

Bei der Rehabilitation depressiver Patienten sollte deshalb der Arzt auf folgende Punkte achten:

1. In den ersten Monaten nach Abklingen der depressiven Symptomatik sind viele Patienten noch nicht imstande, mit anderen Personen in einen sich positiv auswirkenden Kontakt zu treten (23).

2. Depressive Residualsymptome, selbst milde und nur zeitweise auftretende (13), gefährden die Wiedereingliederung des Patienten in seine Umwelt, auch wenn sie in der Regel seine eheliche Rolle und seine mitmenschlichen Beziehungen weniger in Mitleidenschaft ziehen (14).

3. Schwierigkeiten, sich in der Rehabilitationsphase den Arbeits- und Freizeitverhältnissen anzupassen, können mitunter das Spiegelbild von Persönlichkeitsveränderungen sein, die auf die durchgemachte depressive Erkrankung zurückzuführen sind (8, 10). Charakteristisch für die postdepressive Persönlichkeit ist in manchen Fällen das verschärfte Hervortreten prämorbider Merkmale wie Pedanterie und Starrheit. Diese Patienten stürzen sich ganz in ihre Arbeit, um sich durch einen geradezu verzweifelten Übereifer künstlich ihr Selbstwertgefühl zu bestätigen, so daß ihnen wenig Zeit für Erholung und die Pflege gesellschaftlicher Beziehungen bleibt. Andere wiederum verfallen in Passivität, neigen zur Verwahrlosung ihrer Person oder zu selbstgefälliger Gleichgültigkeit; mit der negativen Einstellung („negative cognitive set") zur eigenen Person (6), gegenüber der Welt im allgemeinen sowie zur Zukunft entwickeln solche Patienten einen Lebensstil, der sie allmählich der Umwelt, der Arbeit und ihren Freizeitmöglichkeiten entfremdet. Es gibt aber auch Fälle, in denen die Persönlichkeit in der Rehabilitationsphase von egozentrischen und theatralischen Charakterzügen beherrscht ist. Wenn diese Patienten ihre Dysphorie hochspielen, können sie, indem sie sich damit lästig machen, schwere Konflikte mit Arbeitskollegen und Familienangehörigen heraufbeschwören.

4. Der Anteil von Depressionen, die in eine chronische Form übergehen, wird auf etwa 15% geschätzt (18). Es sind die erfolglosen Bemühungen des Kranken, sich der Arbeitssituation oder dem Ruhestand anzupassen, die die Erkrankung in die Länge ziehen. Wie aus einer Studie an der Universität in Tennessee (1) hervorgeht, fielen 26% der chronisch depressiven Patienten, die intensiv medikamentös behandelt wurden, in die Gruppe der Dauerinvaliden; die restlichen 74% waren trotz der Fortdauer milder oder mässiger Symptome durchaus in der Lage, ein mehr oder minder befriedigendes berufliches und gesellschaftliches Leben zu führen. Trotzdem ist es nötig, der Art und Qualität der Anpassungsfähigkeit besondere Aufmerksamkeit zu schenken, um sich darüber klar zu werden, in welchem Ausmaß die Patienten trotz des Nachteils ihrer chronisch depressiven Situation imstande sind, sich am Arbeitsplatz und während ihrer Freizeit zu integrieren.

Kinder, Jugendliche und ältere Leute

Stets sollte man im Auge behalten, daß psychopathologische Phänomene sich in den verschiedenen Altersgruppen unterschiedlich manifestieren. Sind bei Depressionen im Erwachsenenalter Bereiche wie Arbeitswelt, Ehe und gesellschaftliche Beziehungen am häufigsten in Mitleidenschaft gezogen, so handelt es sich im Kindesalter gewöhnlich um Probleme, die im Zusammenhang mit Aktivitäten in der Schule und in gleichaltrigen Gruppen auftauchen. Aus Studien, die an der Universität in Tennessee bei periodischen und chronischen, im späten Kindesalter oder in den Jugendjahren beginnenden Depressionen durchgeführt wurden (3), ergab sich, daß Schulverweigerung, Schulphobie, ein sich in Phasen bemerkbar machender Leistungsabfall sowie eine übertriebene Lebhaftigkeit oft frühzeitige Zeichen waren, die den affektiven Hintergrund der Erkrankung maskierten. Nach den Erfahrungen von Puig-Antich (17) sprechen derartige Verhaltensstörungen auf eine antidepressive Medikation an. Diese Erfahrungen sind von Bedeutung, und zwar im Hinblick auf die Vorbeugung langfristiger Persönlichkeitsveränderungen, die die Folge affektiver Störungen bei Kindern und Jugendlichen sein können. Andere Merkmale dieser früh einsetzenden Störungen, insbesondere solcher mit zyklothymer Färbung, sind Dilettantismus und Unbeständigkeit in der Arbeit (2). Die Patienten beginnen zwar etwa einen neuen Studiengang oder eine kreative Beschäftigung mit Enthusiasmus und vielversprechendem Eifer, bringen sie aber, da sie ihre Prioritäten ständig wechseln, nie zu einem guten Ende. Ob eine frühzeitig eingeleitete und energische Lithium-Langzeitprophylaxe den Dilettantismus und die Unbeständigkeit ins Gegenteil verkehren könnte, ist gegenwärtig noch ungewiß.

In den letzten Jahren ist den depressiven Erkrankungen im höheren Lebensalter vermehrte Beachtung geschenkt worden (7). Ältere Menschen klagen häufig über den Verlust ihrer Selbstachtung als Folge von Pensionierung oder des Unvermögens, mit dem raschen Tempo des modernen Lebens fertigzuwerden; in vielen Fällen verengt sich auch der Spielraum ihrer gesellschaftlichen Aktivitäten. Es ist oft sehr aufschlußreich, wenn man herauszufinden versucht, ob eine vorzeitige Pensionierung vielleicht dadurch erzwungen wurde, daß der Betroffene wegen eines schleichend auftretenden depressiven Zustandes sich nicht mehr in der Lage fühlte, neuen beruflichen Herausforderungen die Stirn zu bieten. Wenn sich der Rückzug aus dem Erwerbsleben mit einem Leistungsabfall, verbunden mit schlechter Konzentrationsfähigkeit und schlechtem Gedächtnis, begründen läßt, werden die Patienten des öfteren unkorrekt als „senil", „arteriosklerotisch" oder „dement" abgestempelt. Nicht nur organisch bedingte Gemütserkrankungen können eine die Arbeitsleistung beeinträchtigende Störung des Erkenntnisvermögens verursachen, auch die Depression kann zu einer — allerdings reversiblen — Minderung des Erkenntnisvermögens führen, wobei unter Umständen die affektive Grundkomponente unerkannt bleibt. In einem solchen Fall sind die persönliche bzw. eine Familienanamnese mit affektiven Erkrankungen, ein akuter oder subakuter Beginn, eine morgendliche Verschlechterung der Leistungskapazität sowie des Patienten Sorge über seine Unzulänglichkeit nützliche differentialdiagnostische Fingerzeige für ein depressives Geschehen; bei Demenz ist die Anamnese in bezug auf affektive Erkrankungen negativ, der Beginn mehr schleichend, die kognitive Leistung typischerweise während der Nachtstunden schlechter, und die Dementen legen gegenüber ihrem Unvermögen eine weitgehende Gleichgültigkeit an den Tag. Bei älteren depressiven Patienten, die pseudodement sind, läßt sich mit tri- oder tetrazyklischen Antidepressiva oder mit der Elektrokrampftherapie oft eine dramatische und vollständige Erholung erreichen.

Fehlkonzeptionen

In der gemeindenahen bzw. regionalisierten Psychiatrie („Community psychiatry") ist es ein beharrlicher Mythos, daß harte Arbeit und intensive Freizeitbeschäftigungen eine Art Allheilmittel zur Wiederherstellung der Gesundheit und zur Lösung von medizinischen wie sozialen Problemen sind. Dieser Mythos dürfte wohl mit der „Arbeitsethik" zusammenhängen, der sich viele Ärzte und anankastische Kulturen verschrieben haben. Heutzutage wird der therapeutische Wert der Arbeit von jenen in Frage gestellt, die einen übertriebenen Arbeitseifer, sozusagen im Sinne von „Arbeitssucht", als pathologisch oder sogar als pathogen ansehen.

In klinischen Situationen ist es zweckmäßig, im Hinblick auf die Bewertung der Arbeit keine extreme Position zu beziehen, sondern sich an die vom Patienten vorgebrachten Tatsachen zu halten. Obwohl die Arbeit einen wesentlichen Teil der menschlichen Existenz darstellt, sollte man sie stets in enger Beziehung zu der Krankengeschichte des jeweiligen Patienten und den charakteristischen Merkmalen seiner Persönlichkeit sehen. Besondere Vorsicht ist auch geboten, wenn man die verschiedenen Faktoren, die — in therapeutischer oder pathogener Hinsicht — mit der Arbeit zusammenhängen, zu bewerten versucht. Hier können sich schwerwiegende Fehler einschleichen, indem entweder die pathogene Rolle der Arbeit überschätzt oder umgekehrt ihr Anteil am Ausbruch und weiteren Verlauf der depressiven Erkrankung übersehen wird. Für den Patienten kann es frustrierend sein, wenn der Arzt in einer Pose der Allwissenheit ihn zwingen möchte, einfach durchzuhalten und Arbeitsbedingungen zu akzeptieren, die er als unerträglich empfindet. Dies verschlimmert allzu leicht seine Gefühle des Ungenügens und bringt ihn schließlich dazu, den Kampf aufzugeben und jede Art von Aktivität zu scheuen.

Wie im Falle von Schwierigkeiten am Arbeitsplatz wird des öfteren auch der Gebrauch, den der Patient von seiner Freizeit macht, von der Familie sowie vom Arzt oder Pflegepersonal nicht richtig gedeutet. Keineswegs selten sind die Fälle, in denen der Kranke im verzweifelten Bemühen, der über ihn hereinbrechenden melancholischen Stimmung zu entrinnen, sich mit äußerster Hingabe einem Hobby oder einer Sportart zuwendet oder sich mit ungestümem Eifer auf irgendeine andere Aktivität stürzt. Häufiger jedoch ist es so, daß der Kranke im Gefühl der Verunsicherung, das ihn befällt, wenn die Depression ihn in den Griff zu bekommen beginnt, sich von Gruppenaktivitäten fernhält, offiziellen Anlässen aus dem Weg geht und auch an Spielen nicht teilnimmt. Das sind für ihn Zerstreuungen, die er mit ironischer Verachtung und Verärgerung meidet. Derartige Aktivitäten scheint der Depressive mit hochmütiger Geringschätzung als sinnlos und oberflächlich zu betrachten, und daraus ergibt sich sein überhebliches Verhalten mit nach innen gekehrter Aggression.

Zusammenfassend sei festgehalten, daß Veränderungen der Arbeits- und Freizeitaktivität in den verschiedenen Phasen einer Depression und in Abhängigkeit von der Persönlichkeit eine recht unterschiedliche Bedeutung haben können (4).

Interview und Bewertungsskalen

Die Ärzte befragen depressive Patienten selten über deren Arbeitsgebiete und Freizeitbeschäftigungen, und wenn sie es tun, geschieht es oft in unsystematischer Weise. Vor allem ist es zunächst nötig, einen zeitlich definierten Ausgangspunkt festzulegen, d. h. diejenigen Störungen herauszufinden, die während einer bestimmten Zeitspanne aufgetreten sind und über die der Patient eine verläßliche Auskunft geben kann, etwa durch Beantwortung folgender Frage (19): „Können Sie mir sagen, wie Sie im letzten Jahr oder — wenn Ihnen das lieber ist — in den letzten 6 Monaten mit Ihrer Arbeit zurechtgekommen sind und was Sie in Ihrer Freizeit gemacht haben?"

Mit der Antwort auf diese und andere Fragen liefert der Patient verschiedene Informationen, mit deren Hilfe sich seine soziale Integration im Rahmen von Beruf und Freizeit erfassen läßt.

Die klinische Gesamtbeurteilung eines depressiven Patienten muß sich also stützen auf dessen Aktiva und Passiva, auf die Diagnose, die Phase der Erkrankung, die Nebenwirkungen der Medikation sowie auf die Normen des für den Kranken spezifischen sozialen Milieus — und nicht etwa auf bloße Vermutungen über sein früheres Anpassungsniveau oder auf Vergleiche mit anderen Patienten-Kategorien, die der Arzt gerade behandelt. Bei der Bewertung der Anforderungen, die die Arbeit an den Patienten stellt, sollte der Arzt auch den Bildungsgrad, die Berufsausbildung und die Lebenserfahrung des Kranken berücksichtigen. Ebenso wesentlich ist es, Ausmaß wie Qualität der Freizeitaktivitäten und zwischenmenschlichen Beziehungen in die Beurteilung einzubeziehen. In der Tabelle 3 sind jene Punkte aufgezählt, nach denen man systematisch fragen sollte. Einige treffen für alle Patienten zu, einige nur für Frauen, andere nur für Studenten. Eine solche Exploration hilft herauszufinden, bis zu welchem Grad die Arbeitsfähigkeit eines depressiven Patienten in Mitleidenschaft gezogen ist, welche Probleme im Zusammenhang mit der sozialen Wiedereingliederung auftauchen und in welchem Ausmaß der Patient nach Aufhellung der Depression in seiner Arbeitskapazität und seinen mitmenschlichen Beziehungen noch gehandikapt ist.

Die allgemein verwendeten Standardmethoden zur Beurteilung der klassischen psychiatrischen Symptomatologie sind neuerdings durch verschiedene Verfahren zur Auswertung psychosozialer Daten ergänzt worden. Beispiele dafür sind: „The Normative Social Adjustment Scale" (5), „The Structured and Scaled Interview to Assess Maladjustment" (10) und „The Social Adjustment Scale" (15, 19). Mit Hilfe dieser Instrumente ist es möglich, sich auf psychosoziale Aspekte zu konzentrieren und sie zu untersuchen, u. a. den sozialen Anpassungsgrad des Patienten bei Arbeit und Freizeit. Im gegenwärtigen Zeitpunkt werden allerdings die genannten Methoden vor allem für Forschungszwecke eingesetzt.

Schlußbemerkungen

Arbeit und Freizeit sind unvergleichlich ergiebige Quellen der Erfahrung, und sie ermöglichen es dem Menschen, seinen Gefühlen Ausdruck zu verleihen und seine Ambitionen zu verwirklichen. Die durch Arbeit und Freizeit gebotenen Möglichkeiten lassen Raum für persönliche Anliegen, aber auch für soziale Ziele. Dabei wechseln will-

Tabelle 3
Punkte, die im Zusammenhang mit Arbeit und Freizeit systematisch zu beurteilen sind
(nach Schooler et al. [19])

Arbeit	a) Allgemeines – Haben sich die Beziehungen zu Arbeitskollegen, Vorgesetzten, Geschäftsleuten, Nachbarn, Klassenkameraden, Lehrern usw. verschlechtert? – Inwieweit ist der Patient an solchen Verschlechterungen selbst schuld? – Kommt es bei der Arbeit zu einem Gefühl der Unsicherheit? – Hat der Patient noch Interesse an seiner Arbeit, befriedigt sie ihn noch? – Ist der Patient mit dem finanziellen Ertrag seiner Arbeit zufrieden?
	b) Der Arbeitnehmer – Wie bewertet der Patient die Qualität seiner Arbeitsleistung? – Wie wird sie von anderen eingeschätzt? – Gehen wegen der depressiven Erkrankung direkt oder indirekt Arbeitstage verloren?
	c) Die Hausfrau – Ist sie in der Lage, allen ihren Verpflichtungen nachzukommen? – Kommt sie mit den Mahlzeiten zurecht, hat sie Schwierigkeiten mit der Zubereitung, greift sie auf Fertigware zurück, hält sie die Wohnung sauber, wäscht sie, bügelt sie selbst, geht sie selten oder wegen Vergeßlichkeit häufiger einkaufen, ist sie mit ihren täglichen Aufgaben überlastet?
	d) Der Student – Schwänzt er Vorlesungen? – Ist die Leistungsfähigkeit im Unterricht und bei Prüfungen eingeschränkt?
Freizeit	– Sind die Freizeitbeschäftigungen quantitativ und zeitlich abgebaut worden? – Wie steht es mit den zwischenmenschlichen Beziehungen? Wie groß ist die Zahl der Freunde, sind die Begegnungen intensiv und häufig, resultiert daraus Befriedigung oder gibt es Kommunikationsschwierigkeiten mit Reibereien und Widerwärtigkeiten?

kommene Geschehnisse ab mit aufgedrängten Verpflichtungen, so daß Zeit und Mühe, die ein Mensch für Arbeit und Freizeit aufwendet, je nach Stimmungslage und Erfolg bzw. Mißerfolg entweder als Positivum bewertet und als Wohltat empfunden oder nur widerwillig in Kauf genommen werden und als drückende Last erscheinen.

In den westlichen Gesellschaften haben Energie und Zeit für die als Pflicht und Recht des Bürgers empfundene Arbeitsleistung und Freizeitgestaltung dadurch eine besondere Bedeutung erlangt, daß sie auch die psychosoziale Resonanz des Individuums beeinflussen. Zwischen dem Individuum als sozialer und symbolischer Figur und dem Arbeits- und Freizeitbereich bewegt sich eine Flut von Emotionen, die weitgehend vom individuellen kognitiven und affektiven Verhalten abhängen. Auf der psychopathologischen Ebene äußern sich affektive Störungen außer in Form der allgemein bekannten Symptome Angst und Schwermut auch in einer ganzen Reihe von Phänomenen, die den depressiven Kern maskieren. Ist die klassische „larvierte" Depression dadurch gekennzeichnet, daß funktionelle körperliche Beschwerden im Vordergrund stehen, gewinnt man in der heutigen westlichen Welt den Eindruck, daß der depressive Kern immer häufiger durch Verhaltensstörungen bei der Arbeit und in den Freizeitstunden überdeckt wird.

Eine stumpfe Abneigung gegen die Arbeit, eine Beeinträchtigung der Leistung, das Unvermögen, eine feste Beziehung zur Arbeit und zu allem, was mit ihr zusammenhängt, aufrechtzuerhalten, die Ablehnung der Umwelt, Konflikte mit Berufskollegen sowie eine ironische Verachtung für das Streben nach erholsamen Aktivitäten oder — im Gegensatz dazu — übertriebene Hingabe an die Arbeit und eine fast zwanghafte Suche nach neuen vergnüglichen Formen des Zeitvertreibs, das sind mögliche Frühzeichen einer depressiven Phase oder einer milden Depression; sie können aber auch Ausdruck der Schwierigkeiten sein, denen ein Patient in der Remissionsphase ausgesetzt ist in seinem Bemühen, eine befriedigende soziale Wiedereingliederung zu erreichen. Wenn der Arzt diese Zeichen erkennt und sie richtig deutet, kann er eine therapeutische Strategie mit medikamentösen und psychosozialen Maßnahmen entwickeln, die nicht nur die depressiven Symptome zum Verschwinden bringt, sondern auch die soziale und berufliche Rehabilitation des Patienten sichert.

Danksagung: Diese Arbeit wurde teilweise vom „Tennessee Department of Mental Health and Mental Retardation" unterstützt.

Literatur

1. AKISKAL, H. S.: Factors associated with incomplete recovery in primary depressive illness. J. clin. Psychiat. **43**, 266, 1982
2. AKISKAL, H. S., KHANI, M. K., SCOTT-STRAUSS, A.: Cyclothymic temperamental disorders. Psychiat. Clin. N. Amer. **2**, 527, 1979
3. AKISKAL, H. S., ROSENTHAL, T. L., HAYKAL, R. F. et al.: Characterological depressions: clinical and sleep EEG findings separating „subaffective dysthymias" from „character spectrum disorders". Arch. gen. Psychiat. **37**, 777, 1980
4. AMERICAN PSYCHIATRIC ASSOCIATION: Diagnostic and statistical manual of mental disorders, 3rd Ed., p. 28 (Washington D. C. 1980)
5. BARRABEE, P., BARRABEE, E. L., FINNESINGER, J. E.: A normative social adjustment scale. Amer. J. Psychiat. **112** (1), 252, 1955
6. BECK, A. T.: Thinking and depression. Arch. gen. Psychiat. **9,** 324, 1963
7. BLAZER, D. G.: Depression in late life (Mosby, St. Louis 1982)
8. CASSANO, G. B., MAGGINI, C., AKISKAL, H. S.: Short-term and chronic sequelae of affective disorders. Psychiatric Clinics of North America **6,** 55, 1983
9. CASSANO, G. B., GHIOZZI, M.: Psycho-social aspects of depression. In Kielholz, P. (Ed.): The general practitioner and his depressed patient p. 78 (Huber, Berne, Stuttgart, Vienna 1981)
10. CASSANO, G. B., MAGGINI, C.: Evoluzione ed esiti della depressione. In Cassano, G. B., (Ed.): Le condizione depressive, p. 289 (Masson Italia, Milan 1982)
11. GURLAND, B. J.: The structured and scaled interview to assess maladjustment (Biometrics Research, New York State Department of Mental Hygiene New York 1967)
12. KIELHOLZ, P., PÖLDINGER, W., ADAMS, C.: Masked depression (Deutscher Ärzte-Verlag, Cologne 1982)
13. MURPHY, G. E., WOODRUFF, R. A., HERJANIC, M., SUPER, G.: Variability of the clinical course of primary affective disorder. Arch. gen. Psychiat **30**, 757, 1974
14. PAYKEL, E. S., KLERMAN, G. L., PRUSOFF, B. A.: Prognosis of depression and the endogenous-neurotic distinction. Psychol. Med. **4**, 57, 1974
15. PAYKEL, E. S., WEISSMAN, M. M., PRUSOFF, B. A., TONKS, C. M.: Dimensions of social adjustment in depressed women. J. nerv. ment. Dis. **152**, 158, 1971
16. PRICE, J. S.: Chronic depressive illness. Brit. med. **1978/I**, 1200
17. PUIG-ANTICH, J.: Major depression and conduct disorder in pre-puberty. J. Amer. Child Psych. Acad. **2**, 118, 1982
18. ROBINS, E., GUZE, S.: Classification of affective disorders: the primary-secondary, the endogenous, and the neurotic-psychotic concepts. In William, T. A. et al. (Eds.): Recent advances in the psychobiology of depressive illness, p. 283, (U. S. Government Printing Office, Washington D. C. 1972)
19. SCHOOLER, N. R., HOGARTHY, G. E., WEISSMAN, M. M.: Social adjustment scale II. In Hargreaves, W. A. et al. (Eds.): Resource material for community mental health program evaluation, A. D. M. 79, 328, p. 291 (Printing Authors, Washington 1979)
20. WEISSMAN, M. M., BOTHWELL, S.: Assessment of social adjustment by patient self-report. Arch. gen. Psychiat. **33,** 1111, 1976
21. WEISSMAN, M. M., KLERMAN, G. L.: The chronic depressive in the community, unrecognized and poorly treated. Comprehens. Psychiat. **18**, 523, 1977
22. WEISSMAN, M. M., KLERMAN, G. L., PAYKEL, E. S., PRUSOFF, B. A., HANSE, B.: Treatment effects on the social adjustment of depressed patients. Arch. gen. Psychiat. **30**, 771, 1978
23. WEISSMAN, M. M., PRUSOFF, B. A., DIMASCIO, A., NEU, C., GOCLANEY, M., KLERMAN, G. L.: The efficacy of drugs and psychotherapy in the treatment of acute depressive episodes. Amer. J. Psychiat. **136,** 555, 1979

Depression und Sexualität

S. J. Nijdam

Abnorme sexuelle Entwicklungen während der Kindheit führen im späteren Leben unter Umständen zu neurotischen Störungen. Analog kann auch die Entstehung depressiver Symptome als Folge einer gestörten Sexualentwicklung aufgefaßt werden. So ist es durchaus möglich, daß in manchen Fällen Probleme, die mit der Sexualfunktion und sexuellen Neigungen zusammenhängen, depressive Erkrankungen auslösen können.

Beispielsweise kann auch heutzutage noch — trotz der inzwischen deutlich gewandelten Einstellung zur Homosexualität — für viele Menschen die Ungewißheit über ihre sexuelle Veranlagung oder das Wissen um ihre Homosexualität ein Grund tiefer Beunruhigung sein. Solche Menschen neigen dazu, eine depressive Symptomatik zu entwickeln, in der dann ihre persönliche sexuelle Problematik eine zentrale Stellung einnimmt.

Der vorliegende Beitrag hingegen will den Akzent auf jene sexuellen Störungen legen, die als Folge oder im Rahmen einer depressiven Erkrankung auftreten. Störungen dieser Art beschwören oft Mißverständnisse herauf; eine Konsequenz solcher Mißverständnisse kann das Verkennen der Tatsache sein, daß den sexuellen Problemen des Patienten in Wahrheit eine Depression zugrunde liegt, vor allem dann, wenn diese Depression nicht auch psychopathologisch in Erscheinung tritt. Es ist auffällig, wie summarisch die sexuellen Störungen im Gefolge von Depressionen, besonders von endogenen, in der Literatur meist abgehandelt werden. Darauf hat übrigens schon 1971 Horn (2) hingewiesen, und das gleiche gilt noch heute.

Die bekannten Symptome, die man gewöhnlich mit der Depression assoziiert, sind Libido- und Potenzstörungen. Bei näherer Betrachtung zeigt sich aber, daß es, schon im Frühstadium, eher die psycho-erotischen Aspekte des Intimbereichs sind, die eine Beeinträchtigung erfahren — ein Problem, das sich mit zunehmender Tiefe der Depression verschärft. Libidoverlust und verminderte Potenz müssen sich nicht sosehr auf den Vollzug des Geschlechtsaktes selbst auswirken; weitmehr tragen sie dazu bei, die Zuneigung des Patienten zu seinem Partner zu mindern und das Vertrauen in seine eigene Fähigkeit, die sexuelle Beziehung aufrechtzuerhalten, zu untergraben. Für den Patienten verliert das Geschlechtsleben, das normalerweise ein weites Erlebnisspektrum umfaßt, an Intensität und Reichtum. Die geringere Befriedigung, die der Patient im Intimbereich erfährt, und bei tieferen Depressionen auch seine Unfähigkeit, für den Partner Zuneigung zu empfinden, sind Faktoren von weit größerer Bedeutung als ein bloß quantitativer Indikator, wie ihn die Koitushäufigkeit darstellt.

Zu den Unterschieden zwischen Mann und Frau gehört natürlich die Tatsache, daß für den Mann als Sexualpartner die Impotenz ein direktes Hindernis schafft, während sich bei der Frau, die den Koitus jederzeit auch ohne sexuelle Erregung vollziehen kann, als Hauptproblem eher eine Abneigung gegen den Geschlechtsverkehr einstellen mag.

Der Depressive neigt dazu, das sexuelle Vorspiel einzuschränken oder es ganz wegfallen zu lassen, so daß die unmittelbare Befriedigung der Lust das einzige Ziel des Koitus zu sein scheint. Unnötig zu sagen, daß im Zustand tiefer Depression die Sexualität in allen ihren Äußerungen schließlich vollständig gehemmt ist.

Weniger bekannt — und oft falsch gedeutet — ist die Tatsache, daß zu Beginn einer endogenen Depressionsphase sowie bei Depressionen mit stark neurotischer Komponente der Patient oft eine überschießende geschlechtliche Aktivität entfaltet und sein Sexualverhalten auch entgleisen kann. Dazu ein Beispiel:

Ein etwa 50jähriger Lehrer, Rektor einer Primarschule, wurde einmal beschuldigt, einen seiner Schüler, einen 10jährigen Knaben, am Oberschenkel betastet zu haben. Einer pädophilen Handlung angeklagt, wurde er zu einer Gefängnisstrafe verurteilt und aus der Schule entlassen. Zwar hatte die psychiatrische Untersuchung des Angeklagten eindeutige Symptome eines „vitalen“ Depressionssyndroms aufgedeckt, aber die verhängte Strafe zeigte, daß dieser Befund vor Gericht keinen Eindruck gemacht hatte.

Obwohl die geschilderte Begebenheit mehr als 20 Jahre zurückliegt und die Einstellung gegenüber derartigen Vorkommnissen sich inzwischen erheblich gewandelt hat, geht aus dem Ereignis doch hervor, daß in vielen Fällen, in denen ein zuvor unbescholtener Mensch plötzlich ein sexuelles Fehlverhalten zeigt — das zu ernsten Konflikten, Ehebruch oder, wie bei dem erwähnten Lehrer, zu Gefängnis führen kann —, die eigentliche Ursache des Fehlverhaltens eine nicht erkannte Depression ist.

Eine Hypothese, die man zur Erklärung solcher Fälle vorgebracht hat, besagt, das die Sexualität des betreffenden Menschen einer „vitalen“ Enthemmung unterliegt. Wahrscheinlich jedoch spielen hier eher die psychodynamischen und psychologischen Faktoren des depressiven Erlebens eine Rolle.

Ein weiterer bedeutsamer Aspekt ist das plötzlich auftretende Verlangen nach Promiskuität, wobei flüchtige sexuelle Kontakte mit häufig wechselnden Partnern nicht nur für Männer, sondern auch für Frauen typisch sind. Einige Patienten erleben die Promiskuität fast wie einen Zwang, ohne sich ihrer depressiven Grundstimmung direkt bewußt zu sein.

Dieser Drang nach Promiskuität hat zahlreiche Facetten; dazu gehören die Sehnsucht, sich durch das Lusterlebnis von allem ablenken zu lassen, noch viel mehr aber ein Anlehnungsbedürfnis sowie der verzweifelte Versuch, das Leben in seiner ganzen Intensität zu genießen und es abenteuerlich zu gestalten.

Manche neurotische Patienten geben sich einer promiskuitiven Lebensweise hin, ohne eigentlich depressiv zu sein. Solche Menschen sind unfähig, eine feste Partnerbeziehung einzugehen. Werden sie depressiv, kann ihr promiskuitives Verhalten krasse Formen annehmen. Campbell (1) zitiert in seiner klassischen Arbeit von 1953 über manisch-depressive Psychosen den Fall einer Frau, die extrem gewissenhaft und sehr religiös war, jedoch in ihren depressiven Phasen heimlich sexuelle Beziehungen zu unterhalten pflegte.

In einigen Fällen untergräbt das Gefühl des Depressiven, bei lebendigem Leibe tot zu sein, seine moralischen Grundsätze so sehr, daß er nicht nur der sexuellen Promiskuität verfällt, sondern auch zum Trinker wird und sich mit Leuten von zweifelhaftem Ruf abgibt.

Ein plötzliches Verlangen nach homosexuellen Kontakten, wie bei dem schon erwähnten Primarschulrektor, kann bei einem Menschen, der noch nie solche Neigungen hatte — handle es sich um Mann oder Frau —, ernste Konflikte in der Partnerbeziehung heraufbeschwören. Auch bei diesen homosexuellen Tendenzen kann, besonders wenn sie im Leben des Patienten zunächst phasisch auftreten, eine Depression die zugrundeliegende Ursache sein.

Als typisches Beispiel dafür möchte ich den Fall eines 48jährigen Mannes anführen, der mit einem jungen Prostituierten Kontakt aufgenommen hatte. Da zu jener Zeit (1960) sexuelle Beziehungen zu Minderjährigen des gleichen Geschlechts noch verboten waren, wurde er angeklagt, nachdem man ihn bei einer sexuellen Handlung mit dem Jüngling erwischt hatte. Zwanzig Jahre zuvor war derselbe Patient wegen eines ähnlichen Vergehens mit dem Gesetz in Konflikt geraten. Er war verheiratet, hatte eine große Familie und war ein vortrefflicher, besorgter Vater. Seine sexuellen Phantasien und sein Begehren waren zwar homosexueller Natur, aber zu jener Zeit, als sich seine homosexuelle Neigung in einem ungestümen Verlangen nach

Kontakten mit männlichen Prostituierten manifestierte, schien er eine deutlich depressive Phase durchzumachen.

Hinter einem sadomasochistischen Verhalten, hinter Transvestitismus oder Exhibitionismus, die — zumindest für die Umgebung des Patienten — unerwartet in Erscheinung treten, kann sich ebenfalls eine nicht erkannte Depression verbergen. Dies illustriert eindeutig der Fall eines 25jährigen Mannes, der mit seiner Frau ausgefallene sadomasochistische Séancen zu veranstalten pflegte und dessen Verhalten dermaßen ausartete, daß er sie regelrecht mißhandelte. Die Untersuchung des Mannes ergab, daß er sich während der fraglichen Zeit offenbar in einer ängstlich gespannten und depressiven Stimmung befunden hatte.

Ein Verkennen der zugrundeliegenden Depression in solchen Fällen kann durchaus zur Folge haben, daß komplizierte psychotherapeutische Maßnahmen ergriffen werden, die fehlschlagen müssen, da sie nicht das sind, was der Patient braucht, nämlich eine Behandlung mit Antidepressiva.

Der Schweregrad der „vitalen" Hemmung im Rahmen des klinischen Bildes einer Depression ist unter anderem bestimmend dafür, in welchem Ausmaß die sexuellen Funktionen des Patienten — selbst wenn sein Sexualverhalten von dem früheren Muster abweicht — noch intakt sind. Ausmaß und Art der sexuellen „Entgleisung" im Verlauf einer Depression erinnern stark an den Alkoholmißbrauch während depressiver Phasen. Es ist sicher nicht immer so, daß solche Phänomene lediglich zu Beginn einer depressiven Phase auftreten. Man sollte übrigens auch daran denken, daß ein gestörtes Sexualverhalten oft Ausdruck einer larvierten Depression ist.

Gerade in bezug auf die Sexualität sind mit der Einführung der *Antidepressiva* in die Depressionstherapie einige komplizierende Faktoren hinzugekommen. Die bisher zitierten Beispiele stammen alle aus der Zeit vor Einführung der Antidepressiva. Die modernen Psychopharmaka, und dies gilt nicht nur für Antidepressiva, sondern auch für Neuroleptika und Tranquilizer, sind imstande, die Sexualfunktion zu beeinflussen, meist im Sinne einer dämpfenden Wirkung. So können infolge einer Behandlung mit Benzodiazepinderivaten, beispielsweise mit Diazepam (Valium), Libido und Potenz abnehmen. Bei neurotisch bedingter erektiver oder ejakulativer Impotenz hingegen kann ein Benzodiazepinderivat die Sexualfunktion des Mannes durchaus günstig beeinflussen, indem es ihn von seiner Versagensangst gegenüber der Partnerin befreit. Ähnliches kann auch für Antidepressiva gelten, die sich nicht immer nur hemmend auf die Sexualfunktion auswirken müssen.

Die Art des antidepressiven Effekts hängt in der Regel zumindest teilweise davon ab, in welchem Ausmaß die Sexualität des Patienten durch eine primäre „vitale“ Hemmung beeinträchtigt ist. Wenn starke neurotische Komponenten das Krankheitsbild prägen, können die anticholinergen Nebenwirkungen des Antidepressivum überwiegen und so die schon bestehende Potenzschwäche des Patienten zuweilen noch verschlimmern. Ein häufiger Irrtum besteht darin, diese Verschlimmerung einfach als ein weiteres Symptom der Depression zu deuten, während sie in Wirklichkeit auf die Medikation zurückzuführen ist.

Kommt es als Begleiterscheinung einer schweren endogenen Depression mit ausgeprägter vitaler Hemmung zu deutlich verminderter Libido und nahezu vollständiger Impotenz bzw. Anorgasmie, dann ist es sogar möglich, daß eine Therapie mit Antidepressiva die Sexualfunktion wiederherstellt. Der entscheidende Faktor ist hier jedoch die Dominanz der vitalen Hemmung.

Aus diesen Ausführungen geht hervor, daß man bei der Behandlung mit Antidepressiva die unterschiedlichen Auswirkungen berücksichtigen muß, welche solche Medikamente auf die Sexualfunktion eines depressiven Patienten haben können, bei dem diese Funktion noch nicht oder kaum gestört ist. Wenn man diesem Faktor nicht genügend Beachtung schenkt und den Patienten über mögliche Auswirkungen der Medikation nicht oder nur unzureichend aufklärt, so kann es in der Beziehung zwischen dem Patienten und seinem Partner zu unnötigen Komplikationen kommen.

Zur Illustration der oben beschriebenen unterschiedlichen Ausdrucksformen sexueller Störungen beim depressiven Patienten und ihrer Beeinflussung durch Antidepressiva mag folgendes Beispiel dienen: Ein etwa 40jähriger Mann leidet schon seit einigen Jahren unter depressiven Phasen, die neben eindeutig „vitalen“ Komponenten auch neurotische Elemente aufweisen. Während dieser depressiven Episoden entwickelt der Patient jeweils eine starke fugue-artige Neigung zu promiskuitiven, wenig wählerischen Kontakten. Der Patient mißt der sexuellen Aktivität als Ausdruck seiner Männlichkeit große Bedeutung bei, und die Promiskuität ist für ihn ein verzweifelter Versuch, seine starken Minderwertigkeitsgefühle zu überspielen. Bei Behandlung mit Clomipramin (Anafranil) hellt sich die depressive Stimmung deutlich auf, doch gleichzeitig erleidet er einen vollständigen Libido- und Potenzverlust, dem ein gereiztes Verhalten gegenüber seinen Angehörigen auf dem Fuße folgt. Komplizierend kommt dann ein periodisch auftretender — und die Sexualität ebenfalls negativ beeinflussender — Alkoholmißbrauch hinzu. Dieses Beispiel zeigt nur zu deutlich, wie komplex die ganze Problematik der Sexualität manchmal sein kann.

Zum Schluß seien einige der häufigsten Fehler, denen man in bezug auf Depression und Sexualität begegnet, zusammengefaßt:
1. Falsch ist die Annahme, die Depression müsse immer mit einem Nachlassen von Libido und Potenz einhergehen.
2. Die Ursache eines Sexualverhaltens, das von dem bisherigen Verhalten des Patienten deutlich abweicht, z. B. in Fällen von Promiskuität, Homosexualität oder pädophilen Kontakten, ist nicht selten eine unerkannt gebliebene Depression.
3. Oft wird übersehen, daß bei depressiven Patienten die ersten Anzeichen ihrer sich verändernden Sexualität nicht eine ausgeprägte Libido- und Potenzabnahme sind, sondern eine Verarmung und Vergröberung der Intimität und des Vorspiels in der sexuellen Partnerbeziehung.
4. Bei einer tief in die Vitalsphäre eingreifenden Depression können Antidepressiva (besonders trizyklische Verbindungen) die gestörte Sexualfunktion des Patienten normalisieren. Bei leichteren, eher neurotisch gefärbten depressiven Zuständen dagegen können Antidepressiva — was auch mit der Empfindlichkeit des Patienten gegenüber den mehr oder minder stark anticholinergen Effekten dieser Mittel zusammenhängt — Libido und Potenz negativ beeinflussen.

Literatur

1. CAMPBELL, J. B.: Manic-depressive disease (Lippincott, Philadelphia, London, Montreal 1953)
2. HORN, H. J.: Depression und Sexualverhalten, Fortschr. Neurol. Psychiat. **39,** 668, 1971

Depression und rheumatische Erkrankungen

W. Müller

Art der psychischen Störungen

Rheumatische Erkrankungen und rheumatische Schmerzzustände sind häufig mit psychischen Störungen kombiniert. Da letztere für den Krankheitsverlauf mitbestimmend sein können, geht es darum, sie möglichst frühzeitig zu erkennen und zu behandeln.

Die Art der psychischen Störungen ist unterschiedlich (Labhardt und Müller 1976). So können psychische Veränderungen durch pathologisch-anatomische Läsionen zerebraler Strukturen im Rahmen entzündlich-rheumatischer Erkrankungen ausgelöst werden oder als depressive Reaktionen und Entwicklungen bei chronisch-rheumatischen Erkrankungen, vor allem bei chronischer Polyarthritis, in Erscheinung treten. Selten sind psychische Störungen Folge der Behandlung. Rheumatische Schmerzzustände hingegen können auch Ausdruck depressiver Erkrankungen oder hysterischer Reaktionen sein. Schließlich kommen rheumatische Erkrankungen recht häufig als psychosomatische Affektionen im engeren Sinne vor, bei denen seelische und körperliche Krankheitsfaktoren eng verflochten sind und im Sinne eines Circulus vitiosus aufeinander einwirken.

Abbildung 1
Beziehungen zwischen Depression und rheumatischen Erkrankungen

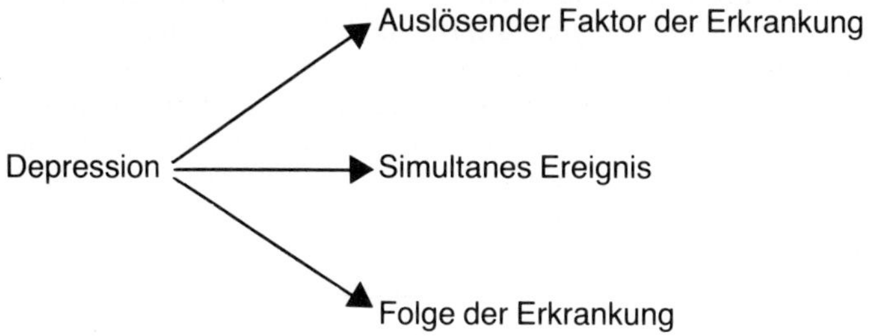

Depressive Syndrome
Unter den eben genannten psychischen Störungen sind depressive Syndrome ziemlich häufig. Sie können auslösender Faktor oder die Folge einer rheumatischen Affektion sein, aber auch unabhängig vom rheumatischen Prozeß auftreten (Labhardt und Müller 1976, Kalinke 1978; Abbildung 1). Die unterschiedlichen Beziehungen zwischen rheumatischen Erkrankungen und depressiven Syndromen sind in Tabelle 1 näher aufgegliedert.

Tabelle 1
Depressionen bei rheumatischen Erkrankungen

1.	Somatogene Depressionen durch organische Veränderungen der zerebralen Strukturen im Rahmen entzündlich-rheumatischer Erkrankungen
2.	Reaktive Depressionen als Folge rheumatischer Prozesse mit Schmerz und Funktionsbeeinträchtigung
3.	Depressionen als Ursache rheumatischer, insbesondere weichteilrheumatischer Erkrankungen und Schmerzzustände
4.	Depressive Syndrome als Folge antirheumatischer Behandlungen
5.	Zufälliges Zusammentreffen von Depression und rheumatischer Erkrankung mit gegenseitiger Beeinflussung

Somatogene Depressionen, systemischer Lupus erythematodes
Unter den verschiedenen bei rheumatischen Prozessen beobachteten depressiven Syndromen finden sich somatogene Depressionen durch organische Hirnveränderungen hauptsächlich bei den Kollagenkrankheiten im engeren Sinne, insbesondere beim systemischen Lupus erythematodes. Die ihnen zugrundeliegenden pathologisch-anatomischen Läsionen der zerebralen Strukturen sind am ehesten durch die Wirkung antineuronaler Antikörper bei einer Alteration der Bluthirnschranke, weniger durch fokale Immunvaskulitiden erklärbar (Zvaifler und Bluestein 1982).

Da die Depression nicht allzuselten einziges klinisches Symptom des systemischen Lupus erythematodes ist, wird gelegentlich die Grundkrankheit zunächst übersehen; die rechtzeitige Diagnose ist jedoch außerordentlich wichtig, denn der hirnorganische Prozeß läßt sich nur durch Behandlung der Grundkrankheit nachhaltig beeinflussen, während die antidepressive Medikation lediglich als Ergänzung der kausalen Therapie in Betracht zu ziehen ist. Deshalb sollte man bei unklaren depressiven Zuständen auch an die Möglichkeit des Vorliegens einer Kollagenose, in erster Linie eines systemischen Lupus erythematodes, denken und sich durch entsprechende klinische und immunologische Untersuchungen Gewißheit verschaffen.

Reaktive Depressionen, chronische Polyarthritis

Wesentlich häufiger als die somatogenen sind die reaktiven Depressionen, wie sie sich vor allem im Rahmen der chronischen Polyarthritis entwickeln (RIMÒN 1969, ZAPHIROPOULOS und BURRY 1974, PANCHERI et al. u. a.). Sie sind Folge der zermürbenden chronischen Schmerzzustände im Bereich des Bewegungsapparates mit zunehmender lokomotorischer Funktionseinschränkung (Abbildung 2), wie aus sorgfältigen Untersuchungen während des Krankheitsverlaufes hervorgeht (CROWN et al. 1974 u. a.).

Abbildung 2
Beziehungen zwischen rheumatischen Erkrankungen, Schmerz, Funktionsbehinderung und depressiven Syndromen

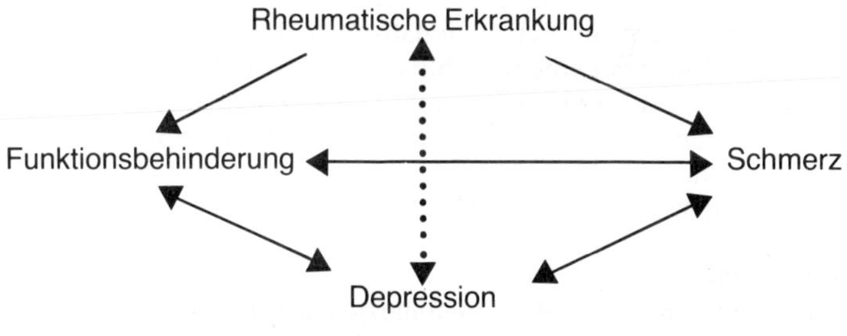

Während im Anfangsstadium einer chronischen Polyarthritis die Patienten sich in psychischer Hinsicht von einer Normalpopulation nicht unterscheiden, treten mit zunehmender Krankheitsdauer immer häufiger Depressionen auf (MOSS und SOLOMON 1964, ROBINSON et al. 1971). Dabei bestehen deutliche Abhängigkeiten von der Krankheitsaktivität (ZEIDLER et al. 1978) sowie vom Schmerz (STITT et al. 1977), und wahrscheinlich ist es auch die Unmöglichkeit zu befriedigenden Tätigkeiten, welche depressive Reaktionen und Entwicklungen fördert. Der die Polyarthritis begleitende depressive Zustand hat des öfteren einen pathoplastischen Effekt, indem die Schmerzschwelle herabgesetzt wird, d. h. die Schmerzempfindlichkeit sich erhöht und die durch den organischen Prozeß bedingten Schmerzen akzentuiert werden. Dadurch kann der Behandlungserfolg in Frage gestellt werden (Rimòn 1969, Johansson und Sullivan 1975). Wird aber der depressive Zustand mit einem Antidepressivum und stützender Psychotherapie bekämpft, so wird anscheinend die Ausgangsposition für die Behandlung der chronischen Polyarthritis verbessert, und man beobachtet eine größere Effizienz der antirheumatischen Therapie (Rimòn 1969, 1974). Natürlich darf die Therapie der Grundkrankheit nie außer acht gelassen werden, denn sie ist ja die eigentliche Ursache der Depression. Symptomatisch wirkende Medikamente wie Analgetika sind jedoch zusätzlich indiziert, da sie durch die Beeinflussung der Schmerzen einen direkten Effekt auf den reaktiven Zustand besitzen (Stitt et al. u. a.).

Polymyalgia rheumatica
Die Beziehungen zwischen Schmerzen sowie Funktionsbeeinträchtigungen und Depressionen, wie sie sich bei verschiedenen rheumatischen Erkrankungen ergeben (Abbildung 2), treten besonders augenfällig bei der Polymyalgia zutage. Dieses von quälenden, vorwiegend im Schulternacken- und Beckengürtelbereich lokalisierten Schmerzen und einer durch die Schmerzen bedingten Funktionsbeeinträchtigung gekennzeichnete entzündlich-rheumatische Leiden geht in der Regel bei längerer Dauer mit einer erheblichen reaktiven Depression einher. Mit einer Kortikosteroidbehandlung kann man aber die heftigen Schmerzen ebenso wie die lokomotorische Funktionsstörung innerhalb von ein bis zwei Tagen beseitigen, und damit verschwindet schlagartig auch die Depression.

Morbus Bechterew
Von den weiteren entzündlich-rheumatischen Erkrankungen ist auch die Spondylitis ankylosans (Morbus Bechterew) mit langwierigen Schmerzen und schwerer Behinderung behaftet. Obwohl Wolf und Fahr (1964) sowie Zeidler et al. (1978) ähnlich wie bei Patienten mit chronischer Polyarthritis im MMPI eine pathologische Erhöhung der Depressionsskala fanden, die ebenfalls mit der Aktivität, nicht aber der Dauer und dem Stadium der Erkrankung korreliert war, sind nach unseren Beobachtungen manifeste Depressionen relativ selten.

Degenerative Gelenk- und Wirbelsäulenveränderungen
Auch hier sahen wir eindeutige Depressionen nicht signifikant häufiger als im allgemeinen Krankengut. Bei gleichzeitigem Vorkommen von degenerativ-rheumatischen Prozessen und Depressionen handelt es sich unseres Erachtens meist um ein zufälliges Zusammentreffen, doch können depressive Syndrome bei der klinischen Manifestation degenerativer Gelenk- und Wirbelsäulenprozesse von Bedeutung werden, wenn bereits bestehende Schmerzen durch die erhöhte Schmerzempfindlichkeit potenziert bzw. überbewertet oder Schmerzen am Locus minoris resistentiae erst durch zusätzlich auftretende Muskelverspannungen ausgelöst werden (Müller 1968, Ward 1970, Weintraub 1974). Zweifellos ist die Entwicklung einer reaktiven Depression infolge chronischer Schmerzzustände auch bei degenerativ-rheumatischen Erkrankungen möglich.

Weichteilrheumatische Affektionen
Im Gegensatz zu den degenerativen Gelenk- und Wirbelsäulenerkrankungen treten bei weichteilrheumatischen Affektionen depressive Syndrome gehäuft auf (Tilscher und Bogner 1974, Martinez et al. 1975, Weintraub 1975, 1983, Labhardt und Müller 1976, 1979). Ob sie Ursache sind oder als Folge der weichteilrheumatischen Prozesse bewertet werden müssen, läßt sich nicht immer sicher entscheiden, können doch einerseits Muskelverspannungen durch eine Depression provoziert oder akzentuiert werden, andererseits die bei Muskelverspannungen entstehenden Schmerzen und Funktionsbehinderungen eine reaktive Depression auslösen (Abbildung 3), wie dies auch bei anderen rheumatischen Erkrankungen der Fall sein kann.

Gewiß stellen die weichteilrheumatischen Erkrankungen in psychosomatischer Sicht keine Einheit dar (Balmer et al. 1978, Weintraub 1983 u. a.). Von eher passageren somatogenen und psychoreaktiven Störungen bis hin zu den eigentlichen psychosomatischen Krankheitsbildern sind die verschiedensten Zwischenformen anzutreffen, weshalb stets eine differenzierte Psychodiagnostik sowie eine Unterscheidung der weichteilrheumatischen Affektionen nach psychosomatischen Gesichtspunkten erforderlich sind, weil nur auf diese Weise eine gezielte Therapie durchgeführt werden kann.

Abbildung 3
Schematische Darstellung der komplexen Rolle psychischer Faktoren bei Entstehung und Unterhaltung rheumatischer Erkrankungen

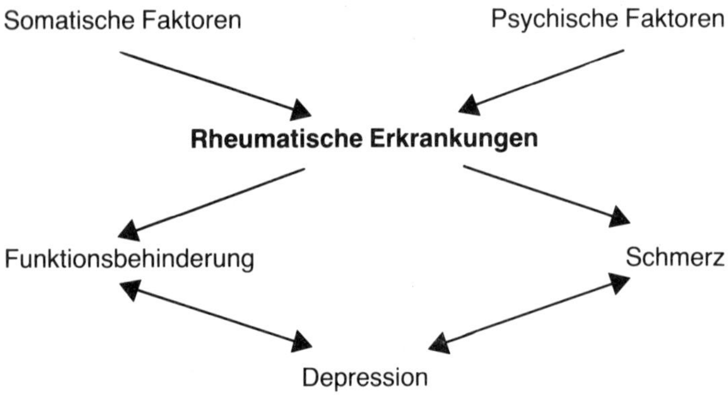

Generalisierte Tendomyopathie
Besonders kompliziert sind die Probleme bei der so verbreiteten generalisierten Tendomyopathie (Müller 1976), dem Fibrositissyndrom der angloamerikanischen Literatur. Dieses häufig verkannte Krankheitsbild ist von vielfältigen, z. T. permanenten, z. T. intermittierenden Schmerzzuständen begleitet, die den Patienten oft von einem Arzt zum anderen führen. Charakteristisch sind mehr oder weniger ausgeprägte Tendomyosen, also Muskelverspannungen mit Tendinosen und Insertionstendinosen, woraus Schmerzen in der Muskulatur, im Verlauf von Sehnen und an den Sehnenansatzstellen sowie Costosternalsyndrome, Nervenkompressionssyndrome u. a. resultieren. Zusätzlich finden sich meist verschiedene funktionelle Syndrome wie Migräne, funktionelle Herz- und Atembeschwerden, Colon irritabile und Dysmenorrhöen, ferner vegetative Symptome (Müller et al. 1981), die an eine larvierte Depression denken lassen (Perini et al. 1983). Die Genese dieser generalisierten Tendomyopathien ist multifaktoriell. Daß sich die Schmerzen primär vorwiegend in der Schulternacken- und der Lumbalregion lokalisieren, läßt sich durch Veränderungen wie Fehlhaltungen und degenerative Prozesse im Bereich der Wirbelsäule erklären; sie bilden einen Locus minoris resistentiae, so daß sich bei Hinzutreten weiterer Momente wie Umwelteinflüssen und internen Erkrankungen die Tendomyopathie manifestiert.

Bei der Entwicklung der generalisierten Tendomyopathie scheinen besonders psychische Faktoren eine wichtige Rolle zu spielen, konnten wir doch bei 90% unserer Patienten neurotische Störungen und Entwicklungen, allerdings keine einheitliche Neurosestruktur nachweisen. Wegen der engen Verflechtung seelischer und körperlicher Krankheitsfaktoren, die im Sinne eines Circulus vitiosus aufeinander einwirken, indem Emotionen wie Angst und Aggression Muskelverspannungen und Schmerzen auslösen und die Schmerzen wiederum Emotionen, betrachten wir die generalisierte Tendomyopathie als Prototyp einer psychosomatischen Erkrankung (Labhardt und Müller 1976, Müller et al. 1981). Der Schmerz hat übrigens häufig den Charakter eines Konversionsphänomens und ist somit somatischer Ausdruck von Affekten und Trieben wie Aggression, Spannung und Angst.

Depressive Syndrome dürften bei Auslösung der generalisierten Tendomyopathie von relativ geringer Bedeutung sein, da sie im Anfangsstadium der Erkrankung, wenn man von einer Minderzahl neurotischer und Erschöpfungsdepressionen absieht, seltener diagnostiziert werden. Nach unseren Untersuchungen schildern sich aber Patienten mit schon länger bestehender Erkrankung signifikant depressiver als etwa Patienten mit Periarthropathia humeroscapularis oder Arthrose; zudem liegen bei Benutzung des Freiburger Persönlichkeitsinventars die Mittelwerte der Skala Depression signifikant höher als bei der Periarthropathia humeroscapularis (Perini et al. 1982); darüber hinaus sind die vegetativ-psychosomatischen Symptome, die ja sehr häufig eine Depression begleiten (Hempel 1957, Kielholz 1973) auch ein Charakteristikum der generalisierten Tendomyopathie. Dies alles spricht dafür, daß sich depressive Zustände — gleich wie bei der chronischen Polyarthritis — häufiger reaktiv erst im Gefolge der dauernden Schmerzen entwickeln, zumal auch hier Korrelationen zwischen Schmerzen und Depression festgestellt werden konnten (Balmer et al. 1978).

Da psychoreaktive Depressionen einen pathoplastischen Effekt auf die generalisierte Tendomyopathie ausüben können, muß man sie mit Hilfe von Antidepressiva und psychotherapeutisch behandeln. Damit läßt sich nicht selten eine recht gute Wirkung auch auf die Schmerzzustände erzielen, ohne daß allerdings der Krankheitsverlauf entscheidend beeinflußt wird. Hingegen gelingt es mit derartien Maßnahmen nur selten, neurotische Depressionen nachhaltig zu bessern (Balmer et al. 1978). Sind demnach bei einer generalisierten Tendomyopathie oder bei anderen weichteilrheumatischen Erkrankungen depressive Syndrome vorhanden, so sind für den Verlauf nicht allein dieses Faktum und die Tiefe der Depression — gewöhnlich handelt es sich um mittelschwere Depressionen — von Bedeutung; aus therapeutischen Gründen ist auch die Art des jeweiligen depressiven Syndroms zu berücksichtigen.

Induktion rheumatischer Erkrankungen durch depressive Syndrome

Genauso wichtig wie die Auslösung depressiver Zustände durch rheumatische Erkrankungen ist die Induktion rheumatischer Prozesse und Schmerzen durch depressive Syndrome unterschiedlicher Art. Somatische Syndrome sind ja bei depressiven Erkrankungen häufig festzustellen. Entweder sind sie Begleiterscheinungen einer manifesten Depression oder sie überdecken das psychische Geschehen, oft so dominierend wie im Falle der sogenannten larvierten Depression, die sich nur durch eine gezielte psychiatrische Exploration nachweisen läßt. Kielholz (1983) beispielsweise konnte bei 42% der Patienten mit endogenen Depressionen rheumatische Krankheitserscheinungen in Form von Schmerzsyndromen der Wirbelsäule feststellen. Im Krankengut von Watts (1966) klagten 25% der Patienten mit endogener Depression über Rückenschmerzen und 13% über Schmerzen in den Extremitäten. Unter 2552 Patienten mit einer larvierten Depression fanden Pokan und Lorenzonie (1974) 17,1% mit vertebralen und 3,6% mit Gliederschmerzen. Dabei kann die rheumatologische Symptomatologie gegenüber den psychischen Symptomen völlig in den Vordergrund treten; der Schmerz ist allerdings meist hypochondrisch gefärbt und die Beschwerden werden oft unbestimmter und wechselhafter geschildert, als dies etwa bei den vertebragenen Schmerzzuständen geschieht. Larvierte Depressionen mit Lumbalgien und Cervicalgien werden mitunter lange verkannt. Ein mit der Rheumatologie vertrauter Arzt wird aber bei exakter klinischer Untersuchung, die keinen objektiven Befund ergibt, sofort vermuten, daß ein psychischer Hintergrund bestehen könnte, der dann durch eine sorgfältige Anamneseerhebung seine Bestätigung erfahren muß. In diesem Zusammenhang sei betont, daß röntgenologisch nachweisbare degenerative Veränderungen etwa an der Wirbelsäule keinerlei Beweis für eine organische Ursache der Beschwerden sind. Eher trifft dies zu für Muskelverspannungen, die wir jedoch im Gegensatz zu anderen Autoren (Literatur bei Maurer-Groeli 1978) bei unseren Patienten, deren rheumatische Beschwerden durch Depressionen ausgelöst waren, nicht allzu häufig fanden. Dazu ist noch zu bemerken, daß weichteilrheumatische Erkrankungen mit mehr oder weniger ausgeprägten Muskelverspannungen durch Herabsetzung der Schmerzschwelle und evtl. auch durch zusätzliche Beeinflussung des Muskeltonus aus der Latenz treten können (Carrière 1981 u. a.).

Häufig beobachtet man im Rahmen depressiver Syndrome einschließlich der larvierten Depressionen auch Panalgien, also diffuse Schmerzen im Bereich des gesamten Bewegungsapparates, die mit vegetativ-psychosomatischen Symptomen einhergehen (Labhardt und

Müller 1979). Die Diagnose ist hier gewöhnlich leicht, da schon die Schmerzverteilung auf die psychische Genese der Affektion hinweist.

Mit einer antidepressiven Medikation und evtl. auch psychotherapeutischen Maßnahmen lassen sich die im Rahmen von Depressionen auftretenden Schmerzzustände im Bereich des Bewegungsapparates, die vorher jeder anderweitigen medikamentösen wie auch physikalischen Therapie getrotzt haben, oft sehr gut und nachhaltig beeinflussen. Wenn man bedenkt, daß solche Beschwerden, deren psychische Ursache unerkannt bleibt, sich über Monate und evtl. Jahre erstrecken, wird man die Bedeutung einer exakten und frühzeitigen psychiatrischen Diagnose richtig einschätzen.

Depressive Zustände und rheumatische Erkrankungen unabhängig voneinander auftretend

Angesichts der hohen Inzidenz von Depressionen wie auch rheumatischen Erkrankungen ist ein zufälliges Zusammentreffen der beiden Erkrankungen nicht selten. Immerhin schätzt man ja die Stichtagsprävalenz der behandlungsbedürftigen Depressionen auf 3-4% (Helmchen 1977 u. a.). Ähnliche Zahlen gelten für die rheumatischen Erkrankungen. Besonders im höheren Lebensalter muß mit einem häufigeren Zusammentreffen der beiden Erkrankungen gerechnet werden, da in diesem Lebensabschnitt der prozentuale Anteil rheumatischer Prozesse, vorwiegend degenerativer Gelenk- und Wirbelsäulenerkrankungen, erheblich ansteigt und auch bestimmte Depressionsformen gehäuft auftreten. Inwieweit hierbei einerseits somatische Krankheiten aus der Latenz gehoben, andererseits depressive Zustände durch die chronischen Schmerzen im Rahmen der altersbedingten rheumatischen Prozesse ausgelöst werden, bedarf noch einer näheren epidemiologischen Untersuchung. Beobachtungen an zahlreichen Einzelfällen zeigen jedoch, daß solche wechselseitigen Beeinflussungen relativ häufig vorzukommen scheinen.

Schlußfolgerung

Die vielfältigen Ursachen depressiver Zustände bei rheumatischen Erkrankungen sowie die engen Zusammenhänge zwischen rheumatischen Krankheitsbildern und depressiven Syndromen zeigen die Notwendigkeit auf, rheumatische Prozesse nicht nur in somatischer Sicht zu beurteilen, sondern auch auf psychische Störungen zu achten, die für den jeweils einzuschlagenden therapeutischen Weg mitentscheidend sein können. Nur bei gleichzeitiger Berücksichtigung der somatischen und psychischen Faktoren gelingt es, die Behandlung rheumatischer Erkrankungen optimal zu gestalten.

Literatur

1. BALMER, R., BATTEGAY, R., HELL, D., LABHARDT, F., MÜLLER, W.: Weichteilrheumatische Erkrankungen und Depressionen — ein Beitrag zur Psychopharmako- und Psychotherapie. Act. Rheumatol. **3**, 97, 1978
2. CARRIÈRE, B.: Depression in der Rheumatologie. Act. Rheumatol. **6**, 5, 1981
3. CROWN, S., CROWN, J. M., FLEMING, A.: Aspects of the psychology of rheumatoid disease. Rheumatol. Rehabil. **13**, 167, 1974
4. HELMCHEN, H.: Häufigkeit depressiver Erkrankungen. Münch. med. Wschr. **119**, 801, 1977
5. JOHANSSON, M., SULLIVAN, J.: Influence of treatment and change of climate in women with rheumatoid arthritis: A controlled prospective study of psychological, medical and social effects. Scand. J. Rheumatol. Suppl. **9**, 1, 1975
6. KALLINKE, D.: Die Bedeutung der Depression für die Manifestation und den Verlauf von rheumatischen Erkrankungen. Act. Rheumatol. **3**, 107, 1978
7. KIELHOLZ, P.: Diagnostik depressiver Zustände. Inform. Arzt, **4**, 15, 1983
8. LABHARDT, F., MÜLLER, W.: Psychosomatische Aspekte rheumatischer, insbesondere weichteilrheumatischer Erkrankungen. Schweiz. med. Wschr. **106**, 1912, 1976
9. LABHARDT, F., MÜLLER, W.: Psychosomatische Aspekte rheumatischer Erkrankungen. Med. Klinik **74**, 802, 1979
10. MARTINEZ, L. F., NIETO, S. E., ALVAREZ, B. L.: Aspectos psicosomaticos en la rehabilitación de las algias cervicales. Rehabilitación **9**, 7, 1975
11. MAURER-GROELI, Y. A.: Weichteilrheumatismus bei Depression: Vorkommen, pathogenetische Hypothesen, therapeutische Möglichkeiten. Act. Rheumatol. **3**, 122, 1978
12. MÜLLER, W.: Psychotrope Pharmaka in der Rheumatologie. In: Kranksein in seiner organischen und psychischen Dimension, p. 209 (Wissenschaftl. Dienst 'Roche' 1968)
13. MÜLLER, W., PERINI, CH., BATTEGAY, R., LABHARDT, F.: Die generalisierte Tendomyopathie. Intern. Welt **7**, 293, 1981
14. MOSS, R. H., SOLOMON, , G. F.: Personality correlates of the rapidity of progression of rheumatoid arthritis. Ann. Rheumatol. Dis. **23**, 145, 1964
15. PANCHERI, P., TEODORI, S., APARO, U. L.: Psychological aspects of rheumatoid arthritis vis-a-vis osteoarthritis. Scand. J. Rheumatol. **7**, 42, 1978
16. PERINI, CH., BATTEGAY. R., MÜLLER, W., LABHARDT, F., BÜHLER, F. R.: Vergleichende testpsychologische Untersuchungen bei verschiedenen Erkrankungen und der Hypertonie. Zschr. Rheumatol. **41**, 80, 1982
17. POKAN, H., LORENZONIE, E.: Vertebragene Schmerzen bei Depressionszuständen. Man. Medizin **12**, 6, 1974
18. RIMÒN, R.: A psychosomatic approach to rheumatoid arthritis. Acta Rheum. Scand. Suppl. **13**, 1, 1969
19. RIMÒN, R.: Depression in rheumatoid arthritis. Ann. clin. Res. **6**, 171, 1974
20. ROBINSON, H., KIRK JR. R. F., FRYE, R. L.: A psychological study of rheumatoid arthritis and selected controls. J. chron. Dis. **23**, 791, 1971
21. STITT, F. W., FRANE, M., FRANE, J. W.: Mood change in rheumatoid arthritis: Factor analysis as a tool in clinical research. J. chron. Dis. **30**, 135, 1977
22. TILSCHER, H., BOGNER, G.: Schmerzsyndrome im Bereich des Bewegungsapparates als Ausdruck larvierter Depressionen. In Kielholz, P. (Ed.).: Die Depression in der täglichen Praxis (Huber, Bern, Stuttgart, Wien 1974)
23. WARD, G. W.: Occult mood in musculoskeletal diseases. Postgraduate Medicine **47**, 156, 1970
24. WATTS, C. A. H.: Depressive disorders in community (Wright and Sone, Bristol 1966)

25. WEINTRAUB, A.: Psychosomatische Schmerzsyndrome des Bewegungsapparates und ihre Konfliktspezifität. In Weintraub et al. (Eds.).: Psychosomatische Schmerzsyndrome des Bewegungsapparates (Schwabe, Basel 1983)
26. WOLFF, B. B., FARR, R. S.: Personality characteristics in rheumatoid arthritis. Arthr. and Rheum. **7**, 354, 1964
27. ZAPHIROPOULOS, B., BURRY, H. C.: Depression in rheumatoid disease. Ann. Rheum. Dis. **33**, 132, 1974
28. ZEIDLER, H., TÖRÖCK, M., KRÜSKEMPER, G.: Somatische Daten und erhöhte Depressionsskalen im MMPI bei Patienten mit chronischer Polyarthritis und Spondylitis ankylosans poetica. Acta Rheum. **3**, 149, 1978
29. ZVAIFLER, N. J., BLUESTEIN, H. G.: The pathogenesis of central nervous system manifestations of systemic lupus erythematosis. Arthr. and Rheum. **25**, 862, 1982

Depressionen und körperliche Erkrankungen mit guter Prognose

W. Walcher

Das relativ häufige Auftreten depressiver Zustände im Rahmen prognostisch günstiger körperlicher Erkrankungen verdeutlicht die komplexe Nosologie von Gemütsstörungen. Daß dabei auch leichte oder sogar ausgeprägte manische Phasen in Erscheinung treten können, zeigt, daß die Disposition zu zyklothymen Ausschwankungen ziemlich weit gespannt ist. Der Arzt vermeidet Behandlungsfehler, wenn er im Auge behält, daß bei einer Reihe von organisch-morphologischen Krankheitsbildern auch eine psychisch-emotionale Alteration im Spiel sein könnte.

Depressive Zustände im Rahmen körperlicher Erkrankungen sind als sogenannte symptomatische Depressionen, vorwiegend im höheren Lebensalter, seit langem bekannt. Zusammen mit altersbedingten organischen Rückbildungsprozessen kommen sie so häufig vor, daß von manchen Autoren wie etwa WEITBRECHT nahezu jeder Spätdepression eine organische Komponente zugeschrieben wurde. Mit der Zunahme der älteren Bevölkerungsgruppen haben die organischen Erkrankungen, nicht nur die irreversiblen degenerativen und malignen, in der Ätiologie von Depressionen an Bedeutung gewonnen.

Im höheren Lebensalter erhöht sich die Anfälligkeit für prognostisch günstige Erkrankungen, die den Betroffenen viel mehr bedrükken als einen jüngeren Patienten. Die Symptome sind stärker ausgeprägt, die Krankheit verläuft in der Regel prolongierter und wirkt sich auf den gesamten physischen und psychischen Bereich der Persönlichkeit intensiver aus. In einer Rekonvaleszenz, die länger dauert, z. B. nach einem schweren Infekt, finden sich unter Umständen Zeichen einer Devitalisierung, nämlich anhaltende körperliche Beschwerden oder — was der Arzt nicht übersehen sollte — psychische Phänomene im Sinne eines Verlustes des Elan vital; sie bedürfen neben somatischen Behandlungsmaßnahmen auch einer antidepressiven Medikation.

Depressive Verstimmungen als Folgeerscheinung eines massiven Infekts z. B. einer Grippe oder Pneumonie sind aber nicht auf das höhere Lebensalter beschränkt. PÖLDINGER hat schon vor Jahren auf die Häufigkeit depressiver Symptome im Gefolge von Grippeerkrankungen hingewiesen, und auch wir haben die gleichen Beobachtungen gemacht. In diesem Zusammenhang sei noch erwähnt, daß schwere entzündliche Erkrankungen, wie sie hauptsächlich im allgemein-medizinischen und internistischen Sektor zu sehen sind, von einer depressiven Symptomatik etwa in Form von Erschöpfungsanzeichen begleitet sein können, die des öfteren nicht rechtzeitig erkannt wird.

Im Falle entzündlicher Gehirnerkrankungen mit an sich guter Prognose kann sich ebenfalls eine Depression entwickeln. Bei Virus-Meningoenzephalitiden, vor allem bei der in Österreich und der Tschechoslowakei relativ häufigen, durch Zeckenbiß übertragenen Frühsommer-Meningoenzephalitis, die überwiegend völlig reversibel ist, beobachteten wir bei ca. 20% der Kranken eine Polyradikulitis oder eine depressive Symptomatik. Hier könnte man von einer Depression im Rahmen einer Veränderung der Autoimmunlage sprechen, wie sie auch bei anderen allergischen Erkrankungen vorkommt, z. B. bei urtikariellen Erscheinungen und beim Asthma bronchiale. Die Symptomatik des Grundleidens ist dann durch das depressive Geschehen, das nicht immer leicht zu erkennen ist, wesentlich verstärkt und läßt sich nur durch eine antidepressive Behandlung wirkungsvoll beeinflussen. So erreichten wir bei einer Patientin mit therapierefraktärem Asthma bronchiale und einem deutlichen depressiven Syndrom mittels einer thymoleptischen Medikation außer der Stimmungsaufhellung auch eine weitgehende Rückbildung des Asthmas.

Bei einem 67jährigen Mann, der seit Jahren an einer allen Behandlungsmaßnahmen trotzenden Urtikaria litt, entwickelte sich eine tiefgehende depressive Verstimmung mit Suizidtendenzen. Eine kostenaufwendige Badekur am Toten Meer, die unserer Meinung nach für den Kranken ein echtes Suizidrisiko bedeutet hätte, konnten wir konsiliariter im letzten Augenblick verhindern. Eine sedierende thymoleptische Medikation brachte dann innerhalb weniger Wochen ein völliges Abklingen der dermatologischen und psychischen Symptome.

Zu den entzündlichen Gehirnerkrankungen zählt auch die progressive Paralyse, deren mögliche depressive Verlaufsform bekannt ist. Diese heute wieder häufigere Polyenzephalitis hat eine absolut günstige Prognose, ist durch eine antibiotische Behandlung heilbar, und bei rechtzeitiger Erkennung bildet sich die Symptomatik restlos zurück. In den letzten beiden Jahren wurden 4 Patienten mit einer vermeintlichen endogenen bzw. involutiven Depression in unsere Klinik eingewiesen, die wir nach ätiologischer Klärung der neurologischen und psychischen Symptome sowie auf Grund des Liquorbefundes adäquat behandelten. In einem schon fortgeschrittenen Fall blieb ein Defektsyndrom; bei den übrigen Patienten führte die Behandlung des Grundleidens in Kombination mit einer antidepressiven Medikation auch zu einem Abklingen der psychopathologischen Erscheinungen ohne Residuen.

Gutartige Tumoren des Gehirns, hauptsächlich Meningeome, können bei entsprechender Lokalisation einen depressiven Zustand hervorrufen. Wir hatten 3 Patienten, die mit der Diagnose einer Depression in die Klinik eingewiesen wurden. Eine neurologische Symptomatik leichten Grades wies auf die organische Ätiologie der depressiven Erscheinungen hin, und in Computertomogrammen wurden Keilbeinflügel- und Olfactorius-Meningeome dargestellt. Zweimal wurden die Meningeome operativ entfernt, einmal das nutritive Hauptgefäß unterbunden. In allen 3 Fällen war zur Beseitigung der depressiven Symptomatik eine thymoleptische Medikation erforderlich.

Zu denken ist auch daran, daß Anämien, Störungen der Eisenbindungskapazität (Fischbach, Harrer, R. Kuhn), Elektrolytentgleisungen und reversible Parenchymerkrankungen mit depressiven Zuständen einhergehen können, die vielfach die organische Erkrankung sogar überdauern. Man sollte auch nicht vergessen, daß ein langfristiger Mißbrauch von Analgetika, Tranquilizern, Drogen und Alkohol nicht nur Zeichen, sondern auch die Ursache depressiver Verstimmungen sein kann.

Ferner ist zu beachten, daß Erkrankungen des Gastrointestinaltraktes gar nicht so selten mit depressiven Symptomen vergesellschaftet sind. Erwähnt sei nur der Fall eines 53jährigen Werkmeisters, der wegen eines ausgedehnten, schmerzhaften Ulcus duodeni mit Cimetidin behandelt wurde. Das Ulcus bildete sich zwar rasch zurück, aber es manifestierte sich — war vielleicht Cimetidin der ursächliche Faktor? — ein schwerwiegender Vitalitätsverlust im Rahmen eines depressiven Syndroms. Erst eine antidepressive Behandlung führte zum Erfolg mit völliger Wiederherstellung und Resozialisierung.

Zu unserem Thema gehört auch das Kapitel der Hypo- und Hyperthyreosen. Hypothyreosen können eine vital gehemmte Depression auslösen, die sich aber durch eine hormonale Substitution wesentlich bessern läßt. Hingegen sind hyperthyreotische Krankheitsbilder bisweilen schwer von agitierten Depressionen zu differenzieren, sie können sogar in solche übergehen. Ein heißer Knoten wird deshalb von uns neben der vitalen als einzig vertretbare Operationsindikation während einer depressiven Phase angesehen, vorrangig dann, wenn eine Isotopenbehandlung keinen Erfolg gewährleistet. Anzufügen ist noch, daß sich im Rahmen einer primären larvierten Depression zentrale Regulationsstörungen der Schilddrüsenfunktion, gewöhnlich mit erhöhten Speicherwerten und leichter Aktivitätssteigerung bei Radiojoduntersuchungen, einstellen können, worüber wir bereits 1963 auf dem Deutschen Endokrinologenkongreß in Wien berichteten.

Seltener, aber bekannt sind depressive Vitalitätsverluste beim Morbus Addison sowie bei leichteren Verlaufsformen einer Nebenniereninsuffizienz; hier ist zusätzlich zur Substitutionstherapie eine aktivierende thymoleptische Medikation angezeigt.

Bei Hochdruckkranken auftretende depressive Zustände können auch medikamentös bedingt sein, was vor allem bei Anwendung von Rauwolfiapräparaten der Fall ist. Bei jüngeren Patientinnen mit Hochdruck und Depressivität läßt sich nicht selten ein jahrelanger Gebrauch von Ovulationshemmern nachweisen. Wenn dann das Medikament abgesetzt und ein Betablocker verabreicht wird, normalisieren sich die Kreislaufverhältnisse oft rasch und die depressive Verstimmung hellt sich auf.

Im Anschluß an manifeste zerebrale Insulte entwickeln sich mitunter depressive, aber reversible Syndrome von 6monatiger bis 2jähriger Dauer. Deren Intensität und Dauer ist nach den Ergebnissen einer Follow-up-Studie von Robinson und Mitarbeitern an 103 postapoplektischen Patienten von Schwere und Reversibilität des Infarkts sowie dem Befall der dominanten bzw. nicht dominanten Hemisphäre abhängig.

Depressive Durchgangssyndrome sind bei Contusio cerebri zu beobachten. Aber selbst leichte Schädeltraumen können depressive Zustände auslösen, die lang andauern und gelegentlich als Rentenneurosen fehlinterpretiert werden, zumal trotz anhaltender Beschwerden keine neurologischen oder elektroenzephalographischen Ausfallserscheinungen nachweisbar sind. Eine thymoleptische Medikation bewirkt meist einen Rückgang der Somatisierungssymptome sowie der depressiven Grundstimmung.

Mehrfach konnten wir Depressionen beobachten, die nach erfolgreichen Herzoperationen mit Klappenersatz auftraten, eine vorwiegend vital gehemmte Phänomenologie aufwiesen und durch eine thymoleptische Behandlung aufgehellt wurden.

In den letzten Jahren ist die Wirbelsäule als Lokalisationsort depressiver Somatisierungssymptome zunehmend in den Vordergrund gerückt. Umgekehrt kommt es vor, daß persistierende vertebragene Schmerzzustände wie bei Spondylarthrosen, Bandscheibenprotrusionen, Spondylolisthesen und der Scheuermann-Krankheit trotz konservativer und operativer Behandlung zur Entwicklung chronifizierter Depressionen führen. Darüber liegen auf mehrere Untersuchungen sich stützende Berichte unseres Arbeitskreises vor, u. a. von Lorenzonie und Pokan. In den dort beschriebenen Erfahrungen werden die engen Wechselbeziehungen zwischen dem körperlichen Achsenorgan der Statik und dem emotionalen Grundverhalten augenscheinlich.

Verwiesen sei schließlich noch auf die Arbeiten von Pieringer und Gallhofer sowie auf frühere eigene Untersuchungen über die konstitutionelle Verflechtung von Migränepatienten mit dem zyklothymen Formenkreis. Auch der Allgemeinpraktiker erlebt es mitunter, daß bei Migränekranken, die sich im Intervall befinden und schmerzfrei sind, plötzlich depressive Episoden auftreten, die nicht nur eine beträchtliche Frequenz- und Intensitätssteigerung der Migräneanfälle herbeiführen, sondern auch anhaltende Intervallkopfschmerzen provozieren. Eine derartige Symptomveränderung im Klimakterium, das sonst die Migräne günstig beeinflußt, ist immer auf eine Depression zurückzuführen.

Depressionen bei körperlicher Krankheit mit infauster Prognose

A. M. Freedman und *M. Blumenfield*

Ein illustrativer Fallbericht

In einem ausgezeichneten Leitfaden (20) über die psychologische Betreuung körperlich kranker Menschen findet sich eine Fallbeschreibung mit anschließendem Kommentar, die beide bemerkenswert sind. Der Fall ist kurz zusammengefaßt folgender: Einem 60jährigen Patienten wird mitgeteilt, daß er an einem inoperablen Hirntumor leide, der nicht nur die bereits eingetretene Taubheit verursacht habe, sondern vor dem tödlichen Ausgang auch noch zur Erblindung führen könne. Durch diese bestürzende Mitteilung in Verzweiflung versetzt, wendet sich der Patient an einen Psychiater, dem gegenüber er Suizidgedanken bekennt, die vor allem aus seiner Furcht resultieren, zugleich taub und blind zu werden. Obwohl man ihm zuerst gesagt hatte, eine Chemotherapie könne seinen Zustand evtl. bessern, erklärte ihm sein Arzt, daß chemotherapeutische Maßnahmen wirkungslos seien, worauf der Patient aus der Behandlung entlassen wurde. Drei Tage später sprang er aus dem Fenster und bereitete so seinem Leben ein Ende.

Der anschließende Kommentar lautet: „Hätten Antidepressiva diesem Mann helfen können? Wir wissen es nicht, aber wir möchten es bezweifeln. Hilfreicher wäre es vielleicht gewesen, wenn der Arzt und die Familie des Patienten sich gemeinsam bemüht hätten, seine Hoffnung zu nähren und seiner Angst vor dem Aufgegebensein entgegenzuwirken, selbst wenn dies die Fortsetzung einer somatisch wirkungslosen Chemotherapie bedeutet hätte."

Probleme, denen Patient und Arzt gegenüberstehen

Der geschilderte Fall veranschaulicht viele Probleme, denen Ärzte gegenüberstehen, wenn ihre körperlich kranken Patienten, vor allem Kranke mit aussichtsloser Prognose, in eine Depression verfallen. Zu diesen Problemen gehören die Kommunikationsschwierigkeiten zwischen Arzt und Patient, das Erkennen und das umfassende therapeutische Angehen der Depression. Die Häufigkeit von Depressionen bei physischen Krankheiten erzwingt unsere Aufmerksamkeit. Nach Schwab (21) entwickeln bis zu 20% der auf einer internistischen Station behandelten Patienten ein depressives Syndrom, und andere Studien (8, 14) bestätigen diese Beobachtung. Bei älteren Patienten mit körperlichen Krankheiten kommen Depressionen sogar noch häufiger vor. Die Folgen dieser Depressionen wiegen um so schwerer, als Selbstmorde und Selbstmordversuche keine Seltenheit sind.

Ein Hauptproblem für Patienten mit schwersten Erkrankungen ist die Gefühllosigkeit, die Ärzte aller Disziplinen im Umgang mit den Patienten oft an den Tag legen, und zwar nicht nur im Zeitpunkt der Diagnosestellung, sondern auch während der späteren Krankheitsphasen. Im Laufe der letzten paar Jahre sind im New England Journal of Medicine drei Artikel (6, 19, 24) erschienen, deren Verfasser — ein Psychologe, ein Endokrinologe und ein in der Forschung tätiger Mediziner — alle eine recht ähnliche Geschichte über ihre Erfahrungen mit Kollegen, die sie wegen einer schweren Erkrankung konsultiert hatten, erzählen. Anschaulich beschreiben sie die Kälte und die anscheinende Gleichgültigkeit der verschiedenen Ärzte, die ihnen Diagnose und Prognose ihrer Krankheit eröffneten. Im ersten Fall handelte es sich um ein sehr wahrscheinlich letal endendes Karzinom, im zweiten um eine amyotrophe Lateralsklerose und im dritten um sicheres Erblinden. Der Arzt mit der amyotrophen Lateralsklerose schildert, wie ein berühmter, auf dieses Leiden spezialisierter Neurologe nicht nur keinerlei Anteilnahme zeigte, sondern während der Konsultation die meiste Zeit darauf verwendete, einen statistisch untermauerten Vortrag über den Verlauf der Krankheit bis hin zu ihrem tödlichen Ausgang zu halten. Derselbe Neurologe aber hatte kurz zuvor in einem ausführlichen Artikel des langen und breiten darauf hingewiesen, wie wichtig es sei, den Opfern der amyotrophen Lateralsklerose Mitgefühl und Verständnis entgegenzubringen. Keiner der konsultierten Ärzte erteilte den drei Patienten einen Rat, wie sie mit ihrer Krankheit fertigwerden könnten, wie sie die am Arbeitsplatz auftretenden Schwierigkeiten meistern, ihre familiären Beziehungen gestalten oder andere für sie bedeutsame Fragen lösen sollten. Im großen und ganzen machte man mit den Patienten kurzen Prozeß und entließ sie. Diesen drei Männern gelang es trotzdem, sich mit ihrem Schicksal abzufinden, aber sie gehören zu den Ausnahmen. Auf viele andere hat eine so mitgeteilte Diagnose eine verheerende Wirkung; in der Folge entwickeln sie depressive Symptome, die allerdings selbst unter den günstigsten Umständen hätten auftreten können.

Der prämorbide Zustand

Im Falle körperlicher Erkrankungen ist immer auch der Gemütszustand des Patienten für Entstehung, Erscheinungsformen, Verlauf und Behandlungserfolg von Bedeutung. Deshalb sollte man stets — und vor allem, wenn eine Depression vermutet wird — der prämorbiden Persönlichkeit Beachtung schenken. ENGEL (5) untersuchte die Lebensumstände, in denen Menschen krank wurden, und gelangte zu dem Schluß, daß einer schweren Erkrankung gewöhnlich eine Periode psychischer Störungen vorausgeht, während der sich das Individuum unfähig fühlt, sein Leben zu meistern. Man hat dies als den „Komplex des Aufgebens und des Aufgegeben-Werdens" bezeichnet, und ENGEL hat sechs der typischen Merkmale dieses Komplexes beschrieben, die auf eine Depression oder auf depressive Äquivalente hindeuten:

1. Gefühl des Aufgebens
2. Hilflosigkeit oder Hoffnungslosigkeit
3. Vermindertes Selbstwertgefühl
4. Verlust der aus den menschlichen Beziehungen oder der eigenen Rolle im Leben erwachsenden Befriedigung
5. Ein Gefühl des Kontinuitätsverlustes zwischen Vergangenheit, Gegenwart und Zukunft
6. Wiederaufleben der Erinnerung an frühere Perioden des Aufgebens

ENGEL (5) postuliert, daß dieser Zustand Ausdruck eines vorübergehenden Versagens der geistig-psychischen Mechanismen zur Lebensbewältigung mit anschließender Aktivierung neuroregulatorischer biologischer Notfallsysteme ist. Er nimmt an, daß die dadurch bedingten Veränderungen im Körperhaushalt die Fähigkeit des Organismus, gleichzeitig bestehenden pathogenen Prozessen zu begegnen, beeinträchtigen können und daß sie so der Entstehung der Krankheit Vorschub leisten. Neuere Arbeiten über die Beziehung zwischen Gemütszustand und Immunlage scheinen ENGEL'S Hypothese zu bekräftigen. Ob eine frühere Depression nun zur Auslösung einer körperlichen Krankheit beitragen kann oder nicht — sie dürfte in vielen Fällen Bestandteil des klinischen Bildes sein —, ist ein Punkt, dem man im Zusammenhang mit dem Behandlungsplan Rechnung tragen sollte. Bei der Differentialdiagnose muß man deshalb die Möglichkeit einer schon früher bestehenden rezidivierenden affektiven Störung, die mit der körperlichen Krankheit zusammenhängen kann oder auch nicht, in Betracht ziehen.

Wechselbeziehungen zwischen körperlicher Krankheit und Depression

Ebenso trifft es zu, daß manche körperliche Krankheiten depressive Symptome hervorrufen können, bevor überhaupt irgendwelche körperlichen Befunde zu erheben sind. Solche depressiven Symptome sind wahrscheinlich durch einen direkten Einfluß der körperlichen Krankheit auf das Zentralnervensystem bedingt (8). Ein Beispiel dafür sind Hirntumoren — obwohl auch jeder andere maligne Prozeß sich zunächst als Depression äußern kann. Wohlbekannt ist ferner, daß endokrine Störungen im allgemeinen — und Hypothyreosen im besonderen — dazu neigen, sich zunächst als Depression zu manifestieren. Auch zahlreiche andere körperliche Krankheiten, z. B. degenerative Hirnprozesse, neurologische Veränderungen, schleichende Infektionen sowie Stoffwechselentgleisungen, können unter dem Bild einer Depression in Erscheinung treten. Im übrigen kann man nicht genug betonen, daß verschiedene der zur Behandlung körperlicher Krankheiten eingesetzten Medikamente — in erster Linie in höheren Dosen und bei Langzeitapplikation — ebenfalls depressive Symptome hervorrufen können, vor allem bei Schwerkranken und älteren Patienten (17). Als Beispiele seien erwähnt: Antihypertonika wie Reserpin, Methyldopa und Clonidin sowie Corticosteroide und Cimetidin.

Obwohl die Depression zur Entstehung einer körperlichen Krankheit beitragen mag, dürfte sie in gewissen Fällen einfach ein Rezidiv sein, das sich unabhängig von der körperlichen Krankheit — jedoch neu entfacht — einstellt, oder aber sie tritt als Folgeerscheinung der körperlichen Krankheit auf. Im Falle einer schweren körperlichen Erkrankung mit ungünstiger Prognose begehen Ärzte mitunter den Fehler, die Depression mit der Begründung zu vernachlässigen, sie sei nur eine Folgeerscheinung und „jeder Patient mit infauster Prognose werde einmal depressiv, überwinde das aber wieder". Obwohl die Linderung des Leidens das Hauptziel der meisten ärztlichen Handlungen ist (und überhaupt die humanitäre Motivation zur Ergreifung dieses Berufes darstellt), schenken doch viele Ärzte dem psychischen Leiden, das aus der körperliche Krankheiten begleitenden Depression resultiert, keinerlei Beachtung. Die Vermutung wurde geäußert, daß ein Arzt, der bei seinem Patienten nach Feststellung einer tödlichen Krankheit eine Depression bemerkt, sich mit seinem eigenen scheinbaren Versagen konfrontiert sieht und aus diesem Grunde sein Wissen um die Behandlungsbedürftigkeit der Depression oft verdrängt. Menninger (16) vertritt die Ansicht, daß beim Arzt ein unbewußt motivierender Faktor zur Berufswahl nicht selten in dem Wunsch bestehe, die eigene Todesangst zu überwinden, und daher führe sein Unvermögen, den Schwerkranken zu heilen, notwendigerweise zu einer schmerzlichen Konfrontation mit der eigenen Sterblichkeit. Darüber hinaus mag auch das Gefühl mitspielen, daß bei Unheilbarkeit der körperlichen Erkrankung die Depression nebensächlich oder vielleicht ebenfalls unheilbar sei. Hier kann jedoch die Analogie zur Behandlung von Krankheiten wie Diabetes, verschiedenen kardialen Störungen und Krebs einen nützlichen Hinweis darauf geben, daß die Behandlung dieser Zustände, auch wenn sie keine

Heilung bewirkt, eine möglicherweise viele Jahre anhaltende Linderung der Beschwerden zu bringen vermag. Aus demselben Grunde sollte man auch körperlich Kranke, die an einer Depression leiden, intensiv behandeln, um ihren Schmerz und ihr Leiden zu mildern und ihnen zu helfen, mit ihrer Krankheit besser fertigzuwerden. Das gilt ganz besonders in unseren Tagen, in denen sich die Überlebenszeit bei schwerer Krankheit ständig verlängert und technische Verfeinerungen das Leben von Patienten, die z. B. am Erblinden sind oder andere beträchtliche Behinderungen aufweisen, erleichtern können.

Behandlung

Es ist klar, daß man eine Depression, die als Begleiterscheinung einer körperlichen Krankheit auftritt, genauso sorgfältig und gründlich behandeln muß wie eine reine Depression. Desgleichen sollte die Therapie ebenso energisch und optimistisch in die Hand genommen werden wie bei jedem anderen Depressiven — unter Einsatz der gleichen therapeutischen Mittel, die je nach Indikation entweder alternierend oder gleichzeitig zu verwenden sind. Wie schon erwähnt, neigen manche Ärzte dazu, bei Patienten mit infauster Prognose die Depression zu vernachlässigen oder einen Behandlungsversuch nicht als lohnend zu betrachten. Dies ist ein großer Irrtum, denn, obwohl die Depressionsbehandlung bei physisch Kranken ein Gebiet ist, auf dem adäquate kontrollierte Studien fehlen, darf man mit gutem Grund annehmen, daß eine derartige Behandlung etwa das gleiche psychotherapeutische und pharmakologische Vorgehen erfordert wie in anderen Depressionsfällen.

Conte und Karasu (3) sowie Karasu (10) haben die Literatur über die psychologische Behandlung internistischer Patienten gesichtet. Obwohl seitens der Forschung sehr wenige kontrollierte Studien in bezug auf Individual- oder Gruppentherapie durchgeführt worden sind, scheinen — wie die Autoren berichten — körperlich kranke Menschen einen zusätzlichen Vorteil zu genießen, wenn ihre Behandlung durch eine Psychotherapie erweitert wird. Probleme, auf welche die Autoren aufmerksam machen, sind die Schwierigkeit, geeignete Kontrollgruppen zu beschaffen, sowie das Festlegen einheitlicher Kriterien zur Beurteilung der Resultate im psychischen, sozialen und physischen Bereich.

Karasu (10) unterstreicht die Notwendigkeit einer besseren Spezifizierung jener Variablen in einer gegebenen Behandlungssituation, welche die Reaktion auf eine bestimmte Therapie beeinflussen können. Es besteht die Tendenz, alle Patienten gleich zu behandeln, anstatt unter Berücksichtigung der Art sowohl der körperlichen Krankheit als auch der psychopathologischen Situation und der relevanten

Faktoren in der Arzt-Patient-Beziehung stärker zu differenzieren. So muß man sich bei einem körperlich Kranken Klarheit darüber verschaffen, ob er unter dem Gedanken des drohenden Verlustes seiner Gesundheit leidet oder unter dem tatsächlichen — bzw. bevorstehenden — Verlust eines Organs oder einer Gliedmaße. In Fällen von schweren körperlichen Erkrankungen sollte sich die Psychotherapie in erster Linie darauf konzentrieren, den Patienten zu helfen, ihren Verlust oder ihre Verluste, z. B. den Verlust von Unabhängigkeit, Attraktivität, Arbeitskraft sowie der sexuellen Fähigkeiten, zu akzeptieren und damit zu leben. Um das zu erreichen, muß der Patient Trauerarbeit leisten, in der er sich zu einer Lösung durchringt, die ihm die Anpassung an seine Situation erlaubt (15). Auch beim körperlich Kranken ist es wichtig, zwischen Depression und Trauer zu unterscheiden. weil sie ein unterschiedliches Vorgehen verlangen (26). Wie Freud (7) festhielt, gehört die Verminderung des Selbstwertgefühls nicht zu den charakteristischen Zeichen der Trauer. Kommt es in der Depression zum Verlust des Selbstwertgefühls, dann kann dieser Verlust begleitet sein von Schuldgefühlen und schweren Selbstanklagen, denen jede reale Grundlage fehlt. Der Therapeut kann dem Patienten die Trauerverarbeitung erleichtern, indem er „einfühlsames Verständnis" (26) zeigt und ihm die Einsicht vermittelt, daß die Erfahrung intensiv schmerzlicher Gefühle von jeher zum Prozeß der Anpassung an einen Verlust gehörte.

Was angesichts einer körperlichen Erkrankung als unvermeidliche Trauerreaktion begonnen haben mag, kann jedoch infolge mangelnder Adaptation zu einer depressiven Reaktion entarten. Die Intensität der Trauerverarbeitung hängt davon ab, wieviel der Verlust dem Betroffenen bedeutet. In den meisten Fällen genügt eine Kurzpsychotherapie, um dem Patienten über eine schwierige Periode hinwegzuhelfen.

Eine besondere Art der therapeutischen Intervention wird von Viederman und Perry (26) befürwortet — die sogenannte „psychodynamische Lebensgeschichte", bei der dem Patienten erklärt wird, welchen Stellenwert die körperliche Erkrankung im Kontext seines Lebenslaufes einnimmt. Die „Geschichte" soll Klarheit darüber schaffen, was die Krankheit für einen bestimmten Menschen zu einem gegebenen Zeitpunkt psychodynamisch gesehen bedeutet. Die Depression wird eher als die eigentliche Konsequenz aus der individuellen Psychologie des Patienten betrachtet denn als unvermeidbare Konsequenz der Krankheit an sich. Viederman und Perry halten eine solche Intervention für therapeutisch wertvoll, wenngleich bisher noch keine kontrollierten Studien vorgelegt wurden.

Ein unkonventionelles Vorgehen bei Krebspatienten beschreiben Simonton et al. (22). Sie führen während fünf bis zehn Tagen eine Psychotherapie durch, in der sie Muskelentspannung mit im Geist vorüberziehenden Bildern koppeln — „zum Zweck der Desensibilisierung und der Auseinandersetzung mit Ängsten, um einem starren Denken mehr Flexibilität zu verleihen sowie Gefühle von Zorn und Groll freizusetzen". Zu den weiteren Verfahren dieser Autoren gehören Stärkung des Selbstbewußtseins, Lenkung der Phantasien über die Krankheit sowie ein Programm zur Körperschulung. In einer unter Anwendung dieser Methoden durchgeführten Vorstudie stellten sie fest, daß die so behandelten Patienten bis zu zweimal so lange überlebten, als auf Grund der nationalen Durchschnittszahlen zu erwarten gewesen wäre. Sie hatten den Eindruck, daß Depression, Selbstverleugnung, Verdrängung, Regression, Abwehrhaltungen sowie Starrheit in den persönlichen Überzeugungen mit einem ungünstigen Verlauf der malignen Krankheit korrelieren, während umgekehrt emotionale Elastizität, körperliche Aktivität, geistige Flexibilität und ein ausgeprägtes Streben nach sozialer Autonomie Merkmale sind, die mit einem ungewöhnlich günstigen Verlauf korreliert zu sein scheinen. Die Autoren geben der Überzeugung Ausdruck, daß ihr Vorgehen — in Verbindung mit der üblichen Krebsbehandlung — den Verlauf des malignen Prozesses zu verändern vermag.

Die Bedeutung der Antidepressiva

Die Depression ist bei körperlich kranken Patienten eines der häufigsten Syndrome, dessentwegen in Allgemeinkrankenhäusern ein Psychiater zu Rate gezogen wird (2, 18, 21, 26). Es wäre wohl anzunehmen, daß die Ärzte, die solche Patienten behandeln, im Rahmen ihrer therapeutischen Bemühungen um den Kranken alle ihnen zur Verfügung stehenden Mittel anwenden würden. Wie aber der am Anfang unserer Ausführungen zitierte Fallbericht zeigt, ist die Abneigung gegen den Einsatz von Antidepressiva weitverbreitet. Die Erfahrung lehrt jedoch, daß die antidepressive Medikation bei Depressionen *mit* gleichzeitiger körperlicher Krankheit in gleicher Weise wie bei Depressionen *ohne* begleitende körperliche Krankheit wichtiger Bestandteil eines umfassenden Behandlungsplans ist.

Einige Faktoren, die den Einsatz von Antidepressiva verhindern, sind — nach Aussage von Verbindungspsychiatern in Allgemeinkrankenhäusern, von Internisten, Chirurgen und Hausärzten — folgende:

1. Die Depression wird gar nicht erkannt oder ihr Schweregrad wird nicht richtig eingeschätzt.
2. Mangelnde Vertrautheit mit der Anwendung von Antidepressiva.

3. Im Blickpunkt steht die lebensbedrohende Primärkrankheit, was zur Folge hat, daß die begleitende Depression übersehen wird.
4. Nichtbeachtung des Suizidrisikos.
5. Die Befürchtung, Nebenwirkungen könnten die Symptomatologie noch verschlimmern oder ernste Komplikationen heraufbeschwören.
6. Das Gefühl, es werde wahrscheinlich zu lange dauern, bis die therapeutische Wirkung zum Tragen kommt.
7. Der Therapeut kennt nicht die neueren Antidepressiva, die hinsichtlich Nebenerscheinungen und Wirkungseintritt im allgemeinen günstiger beurteilt werden, oder er besitzt keine ausreichenden Erfahrungen mit ihnen.

Der Arzt, der an die Möglichkeit einer Depression denkt, sollte sich auch darüber im klaren sein, daß es zur Aufdeckung depressiver Störungen nicht genügt, lediglich auf psychische oder verhaltensbezogene Symptome zu achten, also z. B. auf Dysphorie, Reue, Traurigkeit, Wertlosigkeits- oder Schuldgefühle, Selbstvorwürfe (vor allem in bezug auf die eigene Krankheit), Unentschlossenheit, Weinen und das Unvermögen, Todes- oder Suizidgedanken zu bewältigen. Da alle diese Symptome von den Patienten oft abgestritten oder verdrängt werden, sollte man überdies nach vegetativen bzw. somatischen Symptomen Ausschau halten, z. B. Veränderung des Appetits und/oder des Körpergewichts, Schlaflosigkeit oder Schlafsucht, Obstipation, Agitiertheit oder Hemmung, Energieverlust und Müdigkeit. Man muß die depressiven Symptome soweit wie möglich von jenen der zugrundeliegenden körperlichen Krankheit abgrenzen. Je mehr der Zustand des Patienten einer endogenen Depression ähnelt, desto größer ist nach allgemeiner Erfahrung die Wahrscheinlichkeit, daß sich die medikamentöse Behandlung als erfolgreich erweist (9). Der Tendenz nach wirken Antidepressiva bei Patienten mit vegetativen bzw. somatischen Symptomen ebenfalls besser (4, 12). Außerdem ist verschiedentlich beobachtet worden, daß sie den Schmerz der körperlichen Krankheit zu mildern vermögen, weshalb sie vor allem von Chirurgen und Onkologen in Verbindung mit anderen Mitteln zur Schmerzbekämpfung angewendet werden (1, 11, 25).

Bisher ist noch nicht geklärt, ob die schmerzlindernde Eigenschaft von Antidepressiva auf einem echten analgetischen Effekt beruht, ob sie durch eine Beeinflussung der Art und Weise, wie Schmerz im Zentralnervensystem apperzipiert wird, zustandekommt oder ob sie, was am wahrscheinlichsten ist, auf die Besserung einer larvierten Depression, die sich im Primärschmerz oder in der Intensivierung eines schon bestehenden Schmerzes manifestiert, zurückzuführen ist.

Leider fehlen auf diesem Gebiet Studien, die ein endgültiges Urteil erlauben würden, d.h. Studien, die mit Kontrollgruppen, mit einer ausreichenden Fallzahl aus verschiedenen Gruppen schwerer Krankheiten, mit geeigneter Dosierung (die Dosen sind oft zu niedrig) und — zur Kontrolle der vorschriftsmäßigen Medikamenteneinnahme — durchgeführt wurden. Es besteht heute ein großer Bedarf an gut geplanten Studien, mit denen sich feststellen ließe, welche Rolle eine antidepressive Medikation bei Patienten mit schwerer körperlicher Krankheit spielen kann. Solche Studien sollten auch die Bestimmung der verschiedenen biologischen Marker einschließen, z.B. mit dem Dexamethason-Suppressions-Test oder durch Messung des 3-Methoxy-4-hydroxyphenylglycol-Spiegels (MHPG) im Urin. Während manche schweren körperlichen Krankheiten mit Depressionen einhergehen, die auf die ersten trizyklischen Antidepressiva wie Imipramin und Amitriptylin ansprechen mögen, hat man bei anderen Zuständen, besonders solchen mit kardiovaskulären oder gastrointestinalen Komplikationen, vielleicht mehr Erfolg, wenn man sie mit den neueren Antidepressiva der zweiten Generation, z.B. Tetrazyklika oder chemisch anders konfigurierten Substanzen, angeht. Von diesen neueren Antidepressiva wird behauptet, daß sie die Probleme der Kardiotoxizität und der anticholinergen Nebenwirkungen, denen man bei den Antidepressiva der ersten Generation begegnet, stark verringern; überdies soll ihre Wirkung rascher eintreten. Aber vielleicht müssen wir die dritte Generation abwarten, um in den Besitz von Antidepressiva mit promptem Wirkungseintritt zu gelangen. Auf Monoaminooxydasehemmer ist bei körperlich kranken Patienten im allgemeinen zu verzichten, sowohl wegen der Nebenwirkungen als auch wegen der möglichen Komplikationen, die sich aus ihrer Wechselwirkung mit verschiedenen Nahrungsmitteln und anderen Medikamenten ergeben können.

Es geht nicht darum, sich für Pharmako- oder Psychotherapie zu entscheiden, es kommt vielmehr darauf an, sämtliche therapeutischen Möglichkeiten systematisch einzubeziehen. Eine derart kombinierte Strategie gewährleistet, wie mehrere Autoren (13, 23) zeigen konnten, für den Patienten den größten Nutzen.

Notwendigkeit eines umfassenden Behandlungsplans

1. Depressionen sind eine häufige Komplikation bei Patienten, die an einer körperlichen Erkrankung mit infauster Prognose leiden.
2. Die Ärzte solcher Patienten sollten für die Möglichkeit einer depressiven Entwicklung ein feines Gespür haben und nach entsprechenden psychischen und vegetativen Symptomen fahnden.

3. Eine sorgfältige Anamnese sollte erhoben werden, wozu auch die Erfassung der prämorbiden Persönlichkeit des Patienten, seiner zwischenmenschlichen Beziehungen sowie relevanter Aspekte in bezug auf Familie und Arbeit gehört.
4. Der Allgemeinpraktiker oder Hausarzt ist in idealer Weise in der Lage, alle diese Informationen zu erlangen; er weiß zudem, wie sich der Patient bei früheren Erkrankungen verhalten hat.
5. Jeder Arzt sollte sich dessen bewußt sein, daß ein Suizid im Falle so schwerkranker Menschen immer im Bereich des Möglichen liegt.
6. Alle geeigneten therapeutischen Möglichkeiten sollten intensiv genutzt werden.
7. Der Arzt sollte wissen, wie die verschiedenen Antidepressiva der ersten wie der zweiten Generation am besten anzuwenden sind.
8. Mit diesem Wissen gerüstet, sollte der Arzt nicht zögern, Antidepressiva einzusetzen, wenn sie indiziert und geeignet sind.
9. Die Kombination von Pharmako- und Psychotherapie mit allgemein stützenden Maßnahmen bietet die beste Aussicht, daß der Patient Nutzen daraus zieht.

In der modernen Medizin vollziehen sich hinsichtlich ihrer therapeutischen Möglichkeiten gegenwärtig bedeutsame Veränderungen. Der Patient darf heute davon ausgehen, auf Intensivstationen, Spezialabteilungen für Verbrennungen oder spezialisierten chirurgischen Abteilungen nach sorgfältig ausgearbeiteten Therapieplänen behandelt zu werden und z. B. eine wohldurchdachte Chemotherapie zu erhalten. Die moderne Medizin kann das Leben beträchtlich verlängern, und die Überlebenszeit bei tödlich verlaufenden Krankheiten nimmt stetig zu. Seit nun auch künstliche Organe und Transplantate ganz neue Möglichkeiten eröffnen, ist es eine zwingende Notwendigkeit, daß die Ärzte bereit und fähig sind, Depressionen zu behandeln, um den Schmerz und das Leiden während der längeren Überlebenszeit, die wir den neuesten Behandlungsmethoden verdanken, zu lindern. Da solche Behandlungen oft langwierig und für den Kranken belastend sind, können umfassende Maßnahmen zur Bekämpfung von depressiven Begleitsymptomen den Patienten durchaus — wenn auch nur für begrenzte Zeit — in die Lage versetzen, alles mit mehr Zuversicht und Gelassenheit zu ertragen. Internisten, Chirurgen und Allgemeinpraktiker sollten nicht zögern, einen Psychiater zu Rate zu ziehen, vor allem dann, wenn es darum geht, für Patienten mit komplizierten internistischen oder chirurgischen Problemen die geeignete antidepressive Medikation zu wählen. Eine wesentliche Voraussetzung dafür, daß der Patient aus der verfügbaren Palette therapeutischer Möglichkeiten den größten Vorteil zieht, ist die enge Zusammenarbeit zwischen Spezialisten, Allgemeinpraktikern und Psychiatern. Die strategische Position des sogenannten Verbindungs- oder Allgemeinkrankenhaus-Psychiaters, den es neuerdings mancherorts gibt, begünstigt die Bemühungen um eine derartige Zusammenarbeit.

Literatur

1. CARTON, M., CABARROT, E., LAFFORGUE, C.: The value of amitriptyline as an analgesic in cancer. Gaz. méd. Fr. **83**, 2375, 1976
2. CASSEM, N. H.: Depression. In Hackett, T., Cassem, N.H. (Eds.): MGH handbook of general hospital psychiatry, p. 209 (Mosby, St. Louis 1978)
3. CONTE, H. R., KARASU, T. B.: Psychotherapy for medically ill patients: review and critique of controlled studies. Psychosomatics **22**, 285 1981
4. COYLE, J.: Psychiatric drugs — medical practice. Med. Clin. N. Amer. **61**, 891, 1977
5. ENGEL, G. L.: A life setting conducive to illness — the giving-UP given-UP complex. Ann. intern. Med. **69**, 293, 1967
6. FIORE, N.: Fighting cancer — one patient's perspective. New Engl. J. Med. **300**, 284, 1979
7. FREUD, S.: Mourning and melancholia. Standard Edition **14**, 239, 1917
8. GREGER, J., KUHNERT, C., WALDMANN, K. D.: Occurrence of depression with internal disease. Z. ges. inn. Med. **36**, 321, 1981
9. HOLLAND, J.: Psychological aspects of oncology. Med. Clin. N. Amer. **61**, 737, 1977
10. KARASU, T. B.: Psychotherapy of the medically ill. Amer. J. Psychiat. **136**, 1, 1979
11. KIDO, C., NAKAZATO, H., SUZUKI, K., KATO, O.: Clinical experiences with tryptanol in the terminal stage of cancer. Diagn. and Treatm. **4**, 747, 1967
12. KLEIN, D. F., DAVIS, J. M.: Diagnosis and drug treatment of psychiatric disorders (Williams & Wilkins, Baltimore 1969)
13. KLERMAN, G. L.: Combining drugs and psychotherapy in the treatment of depression. In Cole, J. L., Schatsberg, A. F., Frazier, S. H. (Eds.): Depression: bibliography, psychodynamics and treatment, p. 213 (Plenum Publishing Corp., New York 1978
14. LEMPERIÈRE, T., FERRAND, I., ADES, J.: Organic illness and depression. Encéphale **7** (Suppl.), 543, 1981
15. LINDEMANN, E.: Symptomatology and management of acute grief. Amer. J. Psychiat. **101**, 141, 1944
16. MENNINGER, K. A.: Psychological factors in the choice of medicine as a profession. In Hall, B. H. (Ed.): A psychiatrist's world, p. 477 (Viking Press, New York 1959)
17. OUSLANDER, J. G.: Physical illness and depression in the elderly. J. Amer. Ger. Soc. **30**, 593, 1982
18. PLUMB, M., HOLLAND, J.: Comparative studies of psychological functions in patients with advanced cancers. Psychosom. Med. **39**, 264, 1977
19. RABIN, D.: Compounding the ordeal of ALS: isolation from my fellow physicians. New Eng. J. Med. **307**, 506, 1982
20. SACHAR, E. J.: Evaluating depression in the medical patient. In Strain, J. J., Grossman, S. (Eds.): Psychological care of the medically ill, p. 70 (Appleton-Century-Crofts, New York 1975)
21. SCHWAB, J., BIALOW, M., BROWN, J., HOLZER, C.: Diagnosing depression in medical inpatients. Ann. intern. Med. **67**, 695, 1967
22. SIMONTON, O. C., SIMONTON, S. M., SPARKS, T. F.: Psychological intervention in treatment of cancer. Psychosomatics **21**, 226, 1980

23. SMITH, M. L., GLASS, G. V., MILLER, T. I.: The benefits of psychotherapy, p. 180 (The Johns Hopkins University Press, Baltimore 1980)
24. STETTEN, DEWITT, Jr.: Coping with blindness, New Engl. J. Med. **305**, 458, 1981
25. VENTAFRIDDA, V., SGANZERLA, E. P., FOCHI, O.: Use of psychotrophic substance with antidepressant action in pain. Minerva med. **39**, 667, 1979
26. VIEDERMAN, M., PERRY, S. W.: Use of psychodynamic life narrative in the treatment of depression in the physically ill. Gen. Hosp. Psychiat. **3**, 177, 1980

Pharmakotherapeutische Stolpersteine

P. Kielholz und *C. Adams*

Vorbemerkung

Was in unserem Beitrag erörtert werden soll, ist durch den Titel des Buches vorgegeben. Im wesentlichen geht es also darum, jene Schwierigkeiten der antidepressiven Pharmakotherapie aufzuzeigen, mit denen sich der nicht-psychiatrische Arzt in der Praxis bisweilen konfrontiert sieht und die ihn unter Umständen zu einer Fehlentscheidung verleiten. Halten wir aber zunächst fest, daß antidepressive Substanzen allein zur Behandlung depressiver Zustände nicht ausreichen, da „sich aus dem Konzept der multifaktoriellen Genese depressiver Syndrome für die Therapie die Forderung ergibt, daß im Rahmen von Gesamtbehandlungsplänen immer somatotherapeutische, psychotherapeutische und soziotherapeutische Faktoren berücksichtigt werden müssen“ (1, 2). Obwohl die antidepressive Medikation nicht kurativ wirkt, ist sie ein äußerst wertvolles Behandlungsprinzip. Seit der 1958 erfolgten Einführung von Imipramin (Tofranil) sind zahlreiche Substanzen entwickelt worden, die sich in ihren Wirkungsspektren und Nebeneffekten in mancher Hinsicht unterscheiden und damit die therapeutischen Möglichkeiten erweitert haben. Trotz dieses reichhaltigen Angebots sollte sich aber der Arzt in der Praxis auf wenige Präparate beschränken, mit denen er selbst Erfahrungen sammeln konnte (3).

Körperliche Untersuchung

Einen depressiven Patienten vor Beginn der Pharmakotherapie nicht neurologisch-internistisch zu untersuchen, ist eine Unterlassung, die sich rächen könnte. Kommen doch auch körperlich begründbare, somatogene Depressionen vor, bei denen primär das Grundleiden behandelt werden muß. Man unterteilt sie in organische Depressionen, die auf strukturellen Schädigungen des Gehirns beruhen (Beispiele: Arteriosclerosis cerebri, senile Demenz, Schädeltraumen, Hirntumoren, Epilepsie) und in symptomatische Depressionen, die als Begleiterscheinung extrazerebraler körperlicher Erkrankungen auftreten (u. a. in der Rekonvaleszenz nach infektiösen Erkrankungen wie Hepatitis und Pneumonie, bei Hypertonikern und chronischen Herzkrankheiten).

Zu empfehlen ist auch die Bestimmung der Serumeisenwerte, da bei depressiven Patienten relativ häufig Sideropenien mit oder ohne Anämie festzustellen sind, und anscheinend gar nicht selten führen die Antidepressiva zu einem erhöhten Eisenkonsum (4). Im Falle eines solchen Eisenmangels, wenn der Patient auf die antidepressive Medikation nicht oder nicht befriedigend anspricht, kann eine Eisensubstitution den Umschwung bringen. Da aber die Zufuhr von Eisen keineswegs immer Erfolg hat, liegt „die Vermutung nahe, daß noch andere Faktoren — Vitamine, besonders B_6 und B_1, Spurenelemente, gelegentlich Kalzium, häufiger Kalium — fehlen und ersetzt werden müssen". In diesem Zusammenhang sei noch erwähnt, daß auch Hyp- oder Anacidität durch Beeinträchtigung der Resorption des antidepressiven Wirkstoffes Ursache eines ungenügenden therapeutischen Effekts sein kann (5).

Die Wirkungsqualitäten der Antidepressiva
Unverkennbar besitzen alle antidepressiven Substanzen eine stimmungsaufhellende Wirkung, die allerdings unterschiedlich akzentuiert ist (Abbildung 1). Anderen Psychopharmaka, etwa den Tranquilizern, fehlt sie. Diese depressionslösende Wirkung — man darf

Abbildung 1
Wirkungsprofile antidepressiver Substanzen

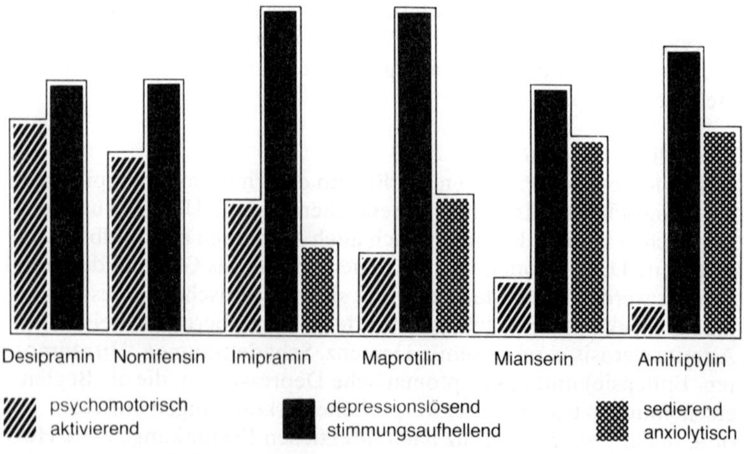

sie als spezifisch ansehen — tritt aber gewöhnlich erst nach 10 oder 14 Tagen deutlicher in Erscheinung, so daß initial unter bestimmten Voraussetzungen, wovon noch die Rede sein wird, eine Zusatzmedikation nötig ist. Zudem wirken viele Antidepressiva angst- und unruhedämpfend, manche auch schlafanstoßend, und manche haben eine mehr oder minder antriebssteigernde Komponente. Stark aktivierende Substanzen, z. B. Desipramin (Pertofran) und Nomifensin (Alival), sollten nur morgens und in den frühen Nachmittagsstunden verabreicht werden, um Schlafstörungen zu vermeiden oder bereits vorhandene nicht zu intensivieren; kontraindiziert sind sie bei Patienten mit Suizidrisiko.

In den letzten Jahren ist verschiedentlich auf den schmerzstillenden Effekt von Antidepressiva hingewiesen worden (6). So werden sie, insbesondere Imipramin (Tofranil), z. B. bei rheumatischen Schmerzen und chronischer Arthritis (7) verwendet sowie bei Trigeminusneuralgien, wenn Carbamazepin (Tegretol) allein nicht ausreicht (8). Karzinomschmerzen lassen sich ebenfalls günstig beeinflussen; durch Gabe eines Antidepressivum in Kombination mit einem vorsichtig dosierten Neuroleptikum wird der häufig vorhandene Circulus vitiosus Schmerz→Angst→Depression→Schmerz eher durchbrochen als mit einem Antidepressivum oder Neuroleptikum allein (9). Dazu scheinen sich vor allem Antidepressiva zu eignen, die eine gute stimmungsaufhellende und angstlösend-sedierende Wirkungskomponente aufweisen, etwa Amitriptylin (Laroxyl), Clomipramin (Anafranil), Imipramin (Tofranil), Maprotilin (Ludiomil) und Trimeprimin (Stangyl, Surmontil). Auf eine Erfahrung, die vielleicht nicht allgemein bekannt ist, möchten wir noch aufmerksam machen, nämlich auf die Beeinflussung funktioneller Störungen im Verdauungstrakt durch Maprotilin (Ludiomil), etwa von Blähungen, Koliken, Erbrechen und Durchfällen, „wenn diese Erscheinungen mit einer psychischen Symptomatik verbunden sind, die dann häufig depressiven, vor allem chronisch depressiven Charakter haben“ (10).

Ausschlaggebend für die Wahl des Antidepressivum

Für die therapeutische Anwendung ist die chemische Differenzierung der Antidepressiva irrelevant; ausschlaggebend sind deren Wirkungsprofile und die syndromale Diagnose des depressiven Zustandes. Im Einzelfall hat man sich also je nach den vorherrschenden phänomenologischen Aspekten zu entscheiden für eine Substanz (s. Tabelle 1) vom

a) Imipramin-Typ (Hauptkomponente Stimmungsaufhellung),
b) Amitriptylin-Typ (stark sedierende Komponente) oder
c) Desipramin-Typ (stark aktivierende Komponente).

Verfehlt wäre es — dies sei hier vermerkt — die physiologische Trauer eines Menschen mit einem depressiven Geschehen zu verwechseln und mit einem Antidepressivum zu behandeln. Die Trauer

Tabelle 1
Ein adäquates Antidepressivum wählen

Im depressiven Syndrom überwiegen	Möglichkeiten
Traurige Verstimmung, Bedrücktheit, Niedergeschlagenheit	Antidepressiva vom Imipramin-Typ: u. a. Clomipramin (Anafranil), Dibenzepin (Noveril), Dimetacrin (Istonil), Lofepramin (Gamonil), Imipramin (Tofranil), Melitracen (Dixeran, Trausabun), Mianserin (Tolvin, Tolvon), Maprotilin (Ludiomil)
Angst, ängstliche Unruhe, Erregung	Antidepressiva vom Amitriptylin-Typ: u. a. Amitriptylin (Laroxyl, Saroten, Tryptizol), Doxepin (Aponal, Sinquan, Sinequan), Trimeprimin (Stangyl, Surmontil)
Antriebsschwäche, Hemmung, Apathie	Antidepressiva vom Desipramin-Typ: Desipramin (Pertofran), Nomifensin (Alival), Nortriptylin (Nortrilen), Noxiptilin (Agedal), Protriptylin (Concordin, Maximed)
Psychoneurovegetative Symptomatik, körperliche Beschwerden (sog. larvierte Depression)	Antidepressiva vom Imipramin- oder Amitriptylin-Typ: z. B. Maprotilin (Ludiomil) oder Amitriptylin (Laroxyl, Saroten, Tryptizol)

ist eine der Größe des Verlustes adäquate Gemütsreaktion, der Trauernde läßt sich im Gegensatz zum Depressiven ablenken, er kann hoffen, sich freuen und Entscheidungen treffen, er ist also nicht behandlungsbedürftig (11).

Vorsichtsmaßnahmen
Relativ kontraindiziert sind die Antidepressiva wegen ihrer anticholinergen Eigenschaften bei Glaukom, Prostatahypertrophie und koronarer Herzkrankheit (Störung der Herzleitung möglich!). Wendet man sie an, ist eine Substanz mit möglichst geringer anticholinerger Potenz zu bevorzugen, beispielsweise Maprotilin (Ludiomil), Mianserin (Tolvin, Tolvon), Viloxazin (Vivalan) oder Nomifensin (Alival).

Überleitungsstörungen und Schenkelblock sind eine absolute Kontraindikation (12).

Im Falle eines adäquat behandelten Glaukoms ist es indiziert, in Zusammenarbeit mit einem Ophthalmologen den intraokularen Druck laufend zu kontrollieren. Erhält ein Patient mit einem nicht erkannten Glaukom ein Antidepressivum, kann unter Umständen ein Anfall auftreten.

Bei Prostatikern ist es unerläßlich, die Harnausscheidung zu kontrollieren, und Harnverhaltung erfordert sofortiges Absetzen des Antidepressivum und wenn nötig die intramuskuläre Injektion eines Cholinergikum, z. B. Carbachol (Doryl).

Zu Krampfanfällen kann es im Prinzip in allen Phasen einer antidepressiven Pharmakotherapie kommen. Deshalb ist bei Patienten mit erhöhter Krampfbereitschaft (Epilepsie, epileptische Aktivität im EEG, chronischer Alkoholismus, zerebrale Schädigungen unterschiedlichster Art, Epilepsie in der Familie) mit der Anwendung von Antidepressiva Vorsicht geboten. Manifestationsfördernde Faktoren sind ferner die Höhe der Dosis, ein zu forcierter Behandlungsbeginn und ein abruptes Absetzen des Medikaments (13).

Obwohl teratogene Wirkungen bisher nicht nachzuweisen waren, empfiehlt es sich, schwangeren Frauen Antidepressiva mit Zurückhaltung zu verordnen und im ersten Trimenon nur dann, wenn eine vitale Indikation besteht.

Kardiotoxische Effekte werden hauptsächlich den Trizyklika zugeschrieben; sie kommen aber relativ selten vor. Trotzdem sollte man es nicht versäumen, bei älteren Leuten sowie bei Patienten mit Rhythmusstörungen in der Anamnese ein EKG zu schreiben und sie während der gesamten Behandlungsdauer gelegentlich elektrokardiographisch zu überwachen (14). Bei Patienten, die Antikoagulantien erhalten, muß man beachten, daß deren Blutkonzentration durch Antidepressiva erhöht werden kann.

Nebenwirkungen der Antidepressiva

Daß die Antidepressiva im allgemeinen als gut verträgliche Präparate einzustufen sind, wird kaum irgendwo auf Widerspruch stoßen. Wie alle hochwirksamen Medikamente sind sie aber nicht frei von bestimmten Nebeneffekten, die der Therapeut kennen muß. Die Intensität dieser Nebenerscheinungen hängt nicht nur von der Dosierung ab, individuelle und prädisponierende Faktoren spielen ebenfalls eine Rolle. Die vegetativen Symptome, die zu Beginn der Medikation mehr oder minder stark in Erscheinung treten, sind in Tabelle 2 zu-

Tabelle 2
Begleiterscheinungen zu Beginn der Medikation

Vegetative Symptome	Antidepressiva aktivierende	dämpfende	Maßnahmen
Mundtrockenheit	+	++	evtl. 2mal täglich 1 Tablette Hydergin
Akkommodationsstörung	+	++	Den Patienten vorher auf die Möglichkeit dieser Störung hinweisen, sonst könnte er meinen, seine Augen seien geschädigt worden
Obstipation	+	++	milde Abführmittel
Schwitzen	+	++	
Schwindelgefühl	+	++	mit hochgelagerten Beinen kurze Zeit auf Couch legen
Orthostatische Kollapserscheinungen	(+)	+	Sympathikomimetika (Effortil-PL, Novadral, Dihydergot) und physikalische Maßnahmen; wenn erfolglos, Dosis des Antidepressivum reduzieren oder auf anderes Präparat wechseln
Tachykardie	+	+	Hält sie länger an und werden hohe Schlagzahlen erreicht, Gabe eines Betablockers; wenn erfolglos, Dosis des Antidepressivum reduzieren oder auf anderes Präparat wechseln

(+) = sehr selten   + = selten   ++ = relativ häufig

sammengestellt; gewöhnlich bilden sie sich schon nach kurzer Zeit zurück, sie sind harmlos, aber der Patient empfindet sie oft als recht unangenehm und lästig. Psychopathologische Effekte, die sich im Verlauf der Behandlung manifestieren können, nämlich Aktivierung schizophrener Symptome, Umschlagen depressiver in manische Phasen, Delirien und Erhöhung der zentralen Erregbarkeit, gehören zwar zu den Ausnahmen, verlangen aber ebenso wie Arrhythmien und Krampfanfälle einen Abbruch der Behandlung, wobei nach einer entsprechenden Pause ein anderes Antidepressivum versucht werden kann. Besonders in der Praxis ist es wichtig, den Patienten bei jeder Konsultation auch danach zu fragen, wie er das Medikament verträgt, um Nebenerscheinungen und deren eventuelle Frühzeichen nicht zu übersehen.

Den Patienten informieren
Für die erste Exploration nehme man sich genügend Zeit, um die für eine Depression sprechenden Angaben zu erhalten (15). Dann ist dem Patienten — wo nötig auch den Angehörigen — mit verständnisvollen, nicht brüskierenden Worten das Wesen der Erkrankung sowie die vorgesehene Behandlung zu erläutern. Überdies sollte man ihn nicht im ungewissen darüber lassen, daß mit einer Besserung seines Zustandes voraussichtlich nur in kleinen Schritten zu rechnen sei und daß es zwischendurch zu Rückschlägen kommen könne, über die er sich aber nicht zu beunruhigen brauche, da sie nichts Ungewöhnliches sind und meist nur kurz anhalten.

Zudem wäre es eine Unterlassungssünde, dem Patienten zu verschweigen, daß sich zu Beginn der Medikation gewöhnlich einige unliebsame, aber ungefährliche Begleiterscheinungen (Tabelle 2) einstellen. Dabei handelt es sich insbesondere um Mundtrockenheit (die übrigens bei Depressiven schon vorher bestehen kann), Akkommodationsstörung, Herzklopfen sowie einen feinschlägigen Fingertremor, der sich in der Regel durch Gabe eines Betablockers beeinflussen läßt. Neigt der Patient zu orthostatischen Kollapserscheinungen, so empfehle man ihm als vorbeugende Maßnahme, sich morgens im Bett langsam aufzurichten und vor dem Aufstehen etwas Bewegung zu machen. Bleibt ein Patient ohne Information über das, was geschehen könnte, so riskiert man, daß er die genannten Phänomene im Falle ihres Auftretens als Verschlechterung seines Zustandes deutet und damit unter Umständen das Vertrauen zum Arzt verliert. Hingegen ist es ratsam, bei Patienten, die hypersensibel sind und schon auf ein Placebo mit allen möglichen Nebenwirkungen reagieren, mit der Aufklärung, aber auch mit der primären Dosierung zurückhaltend zu sein (16).

Die rechtliche Seite der Aufklärung über Nebenwirkungen

Im Einzelfall ist es sicher eine Ermessensfrage, inwieweit man einen Patienten über initiale Nebenerscheinungen aufklären soll. Unserer Meinung nach sollte man — zumindest in der ambulanten Praxis — nicht darauf verzichten, aber dem Patienten gleichzeitig versichern, daß solche Nebeneffekte eine gewisse therapeutische Wirkung signalisieren, was ihm überzeugend klingt und ihm die weitere Einnahme des Medikaments als gerechtfertigt erscheinen läßt. An einem Workshop über Tropfinfusionen in der Depressionsbehandlung (17) wurde zur Frage der Aufklärung über Nebenerscheinungen — darüber kann man stolpern — ein Votum abgegeben, das wir wörtlich zitieren möchten (18):

„Zu der rechtlichen Seite: Uns wird heute nicht so sehr ein sog. ‚Kunstfehler' angelastet, der von Seiten des Patienten bewiesen werden muß; uns wird heute eher der Tatbestand mangelhafter Aufklärung aufgebürdet, und da sind wir als Ärzte die beweisführende Partei. In einem potentiellen Verfahren — einige gibt es schon, wenn auch wenige, Gott sei Dank — sind wir parteilicher Zeuge und nicht mehr Sachverständiger. Wenn wir dann keine schriftliche Notiz 'Ich habe aufgeklärt' in den Akten haben und sie möglicherweise vom Patienten nicht haben gegenzeichnen lassen, ziehen wir in einem juristischen Verfahren den kürzeren. So ist der Trend. Ich lehne es im Grunde als antitherapeutische Maßnahme ab, den Patienten einen Revers unterschreiben zu lassen. Aber so sind die widersprüchlichen Begleiterscheinungen einer Entwicklung, mit denen wir in einem modernen Rechtsstaat leben müssen."

Die Forderung, vom Patienten eventuell eine schriftliche Notiz „Ich habe aufgeklärt" gegenzeichnen zu lassen, scheint uns für die Praxis doch zu weit zu gehen. Vom Praktiker könnte u. E. das Problem in der Weise gelöst werden, daß er dem Patienten außer den mündlichen Hinweisen auf mögliche initiale Nebeneffekte ein Merkblatt dazu aushändigt und überdies, um sich abzusichern, in der Krankengeschichte einen entsprechenden Vermerk anbringt.

Zur Dosierung und Dauer der Medikation

Die Behandlung eines depressiven Patienten verlangt nicht nur die Anwendung eines dem jeweiligen depressiven Syndrom adäquaten Antidepressivum, sondern auch eine individuelle Dosierung. Dies ist besonders nötig in der Geriatrie, da bei älteren Menschen Nebenwirkungen häufiger zu beobachten sind als bei jüngeren Patienten; zu berücksichtigen ist außerdem, daß alte Leute, deren psychische Funktionen nachgelassen haben, das verordnete Medikament häufig unregelmäßig einnehmen, was den therapeutischen Erfolg in Frage stellt.

Wenn ein Patient den Arzt zum ersten Mal konsultiert, vergesse man nicht, sich auch zu erkundigen, ob er schon früher ein Antidepressivum bekommen hat. Wenn ja und mit Erfolg, ist zu überlegen, ob dieses Medikament auch diesmal angewendet werden soll. Dabei ist es natürlich keineswegs sicher, daß sich der Erfolg wiederholen läßt. Die Entscheidung, die man trifft, hängt wohl davon ab, ob das Wirkungsprofil des früher gebrauchten Antidepressivum der augenblicklichen depressiven Symptomatik entspricht.

In der ambulanten Praxis ist es grundsätzlich angezeigt, mit kleinen Dosen zu beginnen und sie schrittweise zu steigern bis zu einer Erhaltungsdosis, die die Besserung im Befinden des Patienten stabilisiert. Als Beispiel: 2mal täglich 25 mg Ludiomil, Laroxyl oder Alival mit Erhöhung auf etwa 150 mg/die; bei endogenen Depressionen können Tagesdosen bis zu 300 mg nötig sein.

Die beruhigende, schlafanstoßende bzw. die aktivierende Wirkung der Antidepressiva macht sich schon nach einigen Tagen bemerkbar, während die Stimmungsaufhellung erst nach etwa zwei Wochen einsetzt; bei nicht-endogenen Depressionen ist sie früher zu erwarten als bei endogenen. Nach völliger Aufhellung der Depression und dem restlosen Verschwinden der depressiven Symptomatik — bei endogenen Depressionen gewöhnlich erst nach zwei bis drei Monaten — kann man die Erhaltungsdosis ausschleichend verringern; sie ist aber sofort wieder zu erhöhen, falls sich der Zustand des Patienten verschlimmert.

Ob man ein Antidepressivum 2mal oder 3mal pro Tag appliziert, wird verschieden gehandhabt. Wir ziehen die 2malige Gabe meist vor, da damit die Compliance eher gesichert ist. Noch vorteilhafter ist die abendliche Verabreichung der ganzen Tagesdosis, die — von der Compliance abgesehen — dazu beiträgt, daß allfällige Nebenerscheinungen am folgenden Tag abgeschwächt in Erscheinung treten; hierfür eignen sich Antidepressiva mit langer Halbwertszeit wie z. B. Maprotilin (Ludiomil) und Amitriptylin (Laroxyl, Saroten).

Im hohen Lebensalter sind im Hinblick auf die starke Schwankungsbreite der Reaktion auf Medikamente noch niedrigere Initialdosen empfehlenswert. So stellt eine Dosierung von 3mal täglich 10 mg Ludiomil „bei den senilen Depressionen, die besonders zur Chronizität neigen, eine optimale Medikation dar“, wobei Ludiomil allerdings während 6-12 Monaten verabreicht werden muß (19). Da aber kalendarisches und biologisches Alter nicht immer parallel gehen, gilt diese „geriatrische Dosierung“ (20) nicht für jeden alten Menschen, und mancher Mißerfolg erklärt sich durch eine zu niedrige Dosierung. Somit ist die Dosierung beim alten Menschen ein Fallstrick, über den man stolpern kann.

Daß gelegentlich zu niedrig dosiert wird, kommt übrigens auch bei jüngeren Patienten vor. Sie werden dann als therapieresistent angesehen und in die Klinik eingewiesen, wo der Fehler bald herausgefunden wird. Ein solcher Fehler läßt sich aber vermeiden, wenn man sich an folgende Regel hält: Bringt eine 3wöchige Behandlung mit einem adäquaten, richtig dosierten Antidepressivum keine Aufhellung der Depression und ist eine nochmalige 3wöchige Verabreichung eines anderen, dem depressiven Syndrom entsprechenden Antidepressivum ebenfalls erfolglos, darf man eine Therapieresistenz annehmen. Bei derartigen Depressionen wird nach Überprüfung der Diagnose meist eine antidepressive Infusionstherapie (17) durchgeführt, die in einem hohen Prozentsatz die Depression aufhellt.

Wie schon erwähnt, sollte sich der Arzt für das erste Gespräch mit dem Patienten genügend Zeit nehmen. In den Wochen danach sollte er ihn etwa 2mal wöchentlich zu einer Aussprache empfangen, um u. a. auch nach der Verträglichkeit des Medikaments zu fragen und eventuell eine Dosiskorrektur vorzunehmen. Nach Aufhellung der Depression kann man sich auf eine Konsultation pro Woche beschränken.

Zusatzmedikationen

Schlafstörungen sind bei Depressiven ein fast obligates Symptom. Darunter versteht man „ein defizitäres Schlafverhalten im Sinne der sogenannten Insomnie, die aber selten vollständig ist, so daß es besser wäre, von Hyposomnien zu sprechen“ (21). Endogen Depressive schlafen in der Regel unruhig (Durchschlafstörung) und erwachen sehr früh (Aufwachstörung) und befinden sich dann in einem Morgentief; bei den psychogenen Depressionen überwiegen die Einschlafstörungen. Ängstlich-unruhige Patienten mit leichten Schlafstörungen benötigen selten eine Zusatzmedikation; gewöhnlich reicht ein sedierend-anxiolytisches Antidepressivum aus, z. B. die abendliche Gabe von Laroxyl oder Ludiomil. Bei schweren, vielleicht schon chronisch gewordenen Schlafstörungen empfiehlt sich gleich zu Beginn der Behandlung eine Zusatzmedikation, wofür sich Benzodiazepine wie etwa Diazepam (Valium) und Oxazepam (Adumbran, Seresta) eignen. Manche geben lieber ein Neuroleptikum, das auch eine schwache antidepressive Wirkungskomponente aufweist, ein sogenanntes Thymo-Neuroleptikum wie Clotiapin (Entumin), Chlorprothixen (Taractan) und Thioridazin (Melleril). Alle diese Substanzen wirken nicht schlaferzwingend wie die klassischen Hypnotika, sondern schlafanstoßend. Barbiturate sollte man nur in Ausnahmefällen und nur kurzfristig verordnen, da außer einer Interaktion mit den Antidepressiva, deren Blutkonzentration bzw. Wirksamkeit sie herabsetzen, das Risiko eines Suizidversuchs besteht. Chloralhydrat hingegen kann empfohlen werden.

Bei leichten Angstzuständen und psychosomatischen Dysfunktionen können Tranquilizer, vorzugsweise Benzodiazepine, falls das Antidepressivum nicht ganz befriedigt, als Zusatzmedikation ebenfalls von Nutzen sein. Wir möchten aber davor warnen, sie länger als 2-3 Wochen zu gebrauchen, da sie sonst zu Mißbrauch und Gewöhnung führen können. Bei Personen, von denen man weiß, daß sie dazu neigen, ist es auf jeden Fall besser, sie durch Thymo-Neuroleptika oder Betablocker zu ersetzen, denen das Risiko einer Suchtentwicklung nicht anhaftet, was übrigens auch für die Antidepressiva zutrifft. Bei Depressionen mit einer kardialen Symptomatik (Herzschmerzen, pseudoanginöse Beschwerden, Tachykardie, Extrasystolen) empfehlen wir vor allem die Gabe eines Betablockers, beispielsweise 2-3mal täglich 40 mg Oxprenolol (Trasicor) oder jeweils am Morgen 160 mg Trasicor retard; die Wirkung tritt meist rasch ein. Die Betablocker haben überdies den Vorteil, weder Müdigkeit noch Schläfrigkeit hervorzurufen.

Akute Erregungszustände mit Suizidrisiko und eventuell Wahnideen zwingen zu einer sofortigen Intervention. Zur Ruhigstellung des Kranken ist die intramuskuläre Injektion eines Neuroleptikum wie Entumin oder Taractan indiziert. Die Hospitalisierung läßt sich in einer derartigen Situation gewöhnlich nicht umgehen.

Wenn bei einer somatogenen Depression primär das Grundleiden behandelt und zusätzlich ein Antidepressivum gegeben wird, ist auf Interaktionen zu achten. Einige Beispiele dafür seien genannt (22): Die blutdrucksenkende Wirkung von Clonidin und Guanethidin wird beeinträchtigt, verstärkte Sedierung und orthostatische Kreislaufstörungen sind möglich; Diuretika erhöhen die Neigung zu orthostatischer Hypotonie; das Antirheumatikum Phenylbutazon kann infolge Verminderung seiner intestinalen Resorption ungenügend wirken; Antacida schwächen die Wirkung von Antidepressiva ab; Anticholinergika können einen Glaukomanfall auslösen, Erregung bis zum Delirium hervorrufen; die Blutkonzentration von Dicumarol erhöht sich (Blutungsgefahr!); antihistaminhaltige Grippemittel verstärken die sedierenden und anticholinergen Eigenschaften von Antidepressiva. Die Mehrzahl der bisherigen Erfahrungen mit Wechselwirkungen zwischen Antidepressiva und anderen Medikamenten stützt sich auf Beobachtungen bei der Anwendung von Trizyklika. Somit bedarf es wohl noch weiterer Untersuchungen, um die Auswirkungen von Mehrfachmedikationen bei depressiven Kranken besser kennenzulernen.

Zusammenfassend sei in knappen Worten festgehalten, daß die antidepressive Pharmakotherapie gleich wie die Diagnostik, die Psychotherapie, die Einschätzung der Suizidalität, die Berücksichtigung der Familienverhältnisse und des sozialen Milieus sowie die Frage der Hospitalisierung oder die Überweisung an einen praktizierenden Psychiater ihre Tücken hat. Diese Tücken muß der Allgemeinpraktiker, der ja häufig der erste ist, an den sich depressive Kranke wenden, kennen, um Fehler zu vermeiden, die mehr oder minder gravierend sein können.

Literatur

1. ANGST, J., HIPPIUS, H.: Pharmakotherapie depressiver Syndrome. In Schulte, W., Mende, W. (Eds.): Melancholie in Forschung, Klinik und Behandlung, p. 188 (Thieme, Stuttgart 1969)
2. HIPPIUS, H.: Zum Stand der Therapie der Depressionen. In Kielholz, P. (Ed.): Depressive Zustände — Erkennung, Bewertung, Behandlung, p. 49 (Huber, Bern, Stuttgart, Wien 1972)
3. IRNIGER, W.: Die Depression als tägliches Problem des Allgemeinpraktikers. In Kielholz, P. (Ed.): Der Allgemeinpraktiker und seine depressiven Patienten, p. 48 (Huber, Bern 1981)
4. KUHN, R.: Ambulante Depressionsbehandlung. In Kielholz, P. (Ed.): Die Depression in der täglichen Praxis, p. 98 (Huber, Bern, Stuttgart, Wien 1974)
5. FISCHBACH, R.: Gastric acid production and iron metabolism in depressive states. Pharmakopsych. Neuro-Psychopharmakol. **6**, 247, 1973
6. LECHNER, H., LADURNER, G. (Eds.): Psycho- und Neuropharmaka in der Schmerzbehandlung. Neurologia et Psychiatria **6**, Suppl. 1, 1983
7. KOELLA, W. P.: Psychopharmaka in der Schmerzbehandlung — bisherige Erfahrungen, neurophysiologische Grundlagen, Wirkungsmechanismen, Loc. cit. 6, p. 21
8. FUCHS, S., LADURNER, G., LECHNER, H.: Trigeminusneuralgien. Loc. cit. 6, p. 42
9. KOCHER, R.: Psychopharmaka. Loc. cit. 6, p. 29
10. KUHN, R.: Klinische Erfahrungen mit einem neuen Antidepressivum. In Kielholz, P. (Ed.): Depressive Zustände — Erkennung, Bewertung, Behandlung, p. 195 (Huber, Bern, Stuttgart, Wien 1972)
11. KIELHOLZ, P.: Depressionen — Forschung und Prophylaxe. Rektoratsrede gehalten an der Jahresfeier der Universität Basel am 25. November 1983 (Helbing und Lichtenhahn, Basel 1983)
12. LANGER, G., SCHÖNBECK, G.: Psychiatrische Indikationen der Therapie mit Antidepressiva. In Langer, G., Heimann, H. (Eds.): Psychopharmaka — Grundlagen und Therapie, p. 118 und 121 (Springer, Wien, New York 1983)
13. BÖNING, J.: Nebenwirkungen und Antidepressiva unter besonderer Berücksichtigung der Behandlung mit Tropfinfusionen. Loc. cit. 17, p. 121
14. BENKERT, O., HIPPIUS, H.: Psychiatrische Pharmakotherapie, p. 34 und 37 (Springer, Berlin, Heidelberg, New York 1976)
15. FLACH, F. F.: Psychotherapy for depression. In Kielholz, P. (Ed.): The general practitioner and his depressed patients, p. 66 (H. Huber Publishers, Bern, Stuttgart, Vienna 1981)
16. KIELHOLZ, P.: Diskussionsvotum. Loc. cit. 17, p. 129
17. KIELHOLZ, P., ADAMS, C. (Eds.): Tropfinfusionen in der Depressionsbehandlung — Unterschiedliche Methoden und Meinungen (Thieme, Stuttgart, New York 1984)
18. BÖNING, J.: Diskussionsvotum. Loc. cit. 17, p. 128

19. BIRKMAYER, W., NEUMAYER, E., RIEDERER, P.: Die larvierte Depression beim alten Menschen. In Kielholz, P. (Ed.): Die larvierte Depression, p. 165 (Huber, Bern, Stuttgart, Wien 1973)
20. BERGENER, M.: Diskussionsvotum. Loc. cit. 17, p. 126
21. PÖLDINGER, W.: Die moderne Behandlung von Insomnien unter besonderer Berücksichtigung von depressionsbedingten Schlafstörungen. In Faust, V., Hole, G. (Eds.): Depressionen — Symptomatik, Ätiopathogenese, Therapie, p. 226 (Hippokrates, Stuttgart 1983)
22. HELMCHEN, H.: Wechselwirkungen zwischen Antidepressiva und anderen Medikamenten. In Kielholz, P. (Ed.): Der Allgemeinpraktiker und seine depressiven Patienten, p. 95 (Huber, Bern, Stuttgart, Wien 1981)

Spezielle Probleme in der Therapie depressiver Kinder und Jugendlicher

G. Nissen

Die katamnestischen Untersuchungen depressiver Kinder und Jugendlicher (27, 19, 5, 6) haben ergeben, daß unbehandelte nicht-psychotische und psychotische Depressionen eine besonders ungünstige Prognose haben. Eine depressive Erkrankung im Kindes- und Jugendalter hemmt außerdem in einem erheblich stärkeren Umfang als bei Erwachsenen die gesamte Persönlichkeitsentwicklung. Wird dies berücksichtigt, ist eine ebenso konsequente Therapie wie bei Erwachsenen nicht nur zweckmäßig, sondern dringend nötig (Abbildung 2).

Abbildung 2
Therapie depressiver Erkrankungen im Kindes- und Jugendalter

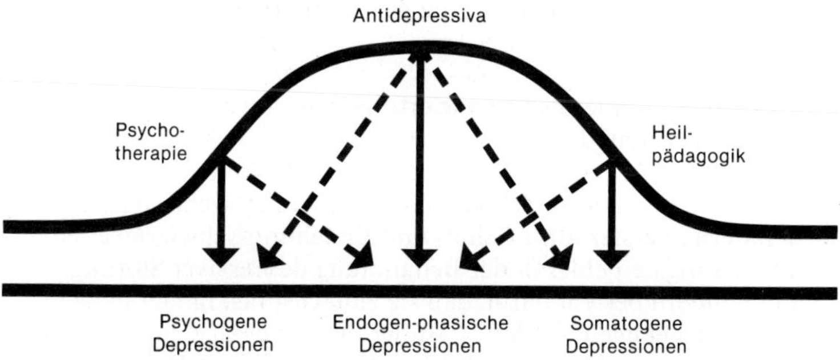

Die *Therapie* depressiver Kinder ist aus verschiedenen Gründen besonders schwierig und beschwerlich. Sie erfordert nicht nur die Fähigkeit und Bereitschaft des Kindes zur Mitarbeit, sondern auch die Einsicht und Konsequenz der Eltern. Die Klärung und Bereinigung der sozialen Situation ist besonders im Kleinkind- und frühen Schulalter oft von ausschlaggebender Bedeutung. Bei älteren depressiven Schulkindern und bei Jugendlichen ist häufiger als bei jüngeren Kindern eine zusätzliche medikamentöse Behandlung erforderlich.

Anmerkungen

1. Psychopharmaka wurden vorwiegend für Erwachsene entwickelt. Erst im Laufe der letzten 10 Jahre wurden gelegentlich Kinder und Jugendliche in klinische Prüfungen einbezogen. Sicher mit guten Gründen. Aber dadurch ist die Pharmakokinetik der Psychopharmaka bei Kindern verschiedener Altersstufen noch weitgehend unbekannt. Das ist ein Nachteil. Niemand hat daran gedacht, die Anwendung von Antibiotika bei bakteriellen Pneumonien oder Enzephalitiden und die von Streptomyzin bei Tuberkulose nur auf Erwachsene zu beschränken. Im Gegenteil. Die meisten Infektionskrankheiten und die tuberkulöse Meningitis wurden durch konsequenten Einsatz von Antibiotika gerade bei Kindern praktisch ausgemerzt.

2. Im Hinblick auf die Psychopharmakotherapie und auf die allgemeine Kampagne gegen diese Therapie ist festzustellen, daß sie zu einer sehr viel weitergehenden Diskriminierung bei Kindern und Jugendlichen als bei Erwachsenen führte. In die allgemeine Ablehnung stimmten häufig auch Ärzte, nicht selten sogar Psychiater und Kinder- und Jugendpsychiater ein. Alle sind sich darüber einig, daß Kinder niemals unnötig Medikamente erhalten sollten. Wenn sie jedoch notwendig sind, ist niemand berechtigt, sie ihnen vorzuenthalten. Dieser Grundsatz gilt auch für eine psychopharmakologische Therapie.

3. Ein großes Hindernis für eine erfolgreiche antidepressive Behandlung ist es, daß die Diagnose einer Depression bei Kindern nicht oder erst sehr spät gestellt wird. Das hat verschiedene Gründe.

a) Viele *Eltern* sehen auch heute noch bei ihren psychisch gestörten Kindern in erster Linie Schul- und Erziehungsschwierigkeiten. Der häufigste Fehler in der Behandlung depressiver Störungen bei Kindern besteht darin, daß sie zunächst fast immer pädagogisch angegangen werden — früher durch Schläge, heute durch Liebesentzug oder durch emotionale Zuwendung. Kommt es zu einer spontanen Besserung, wird dies als Erfolg einer liberalen oder konsequenten Erziehung gewertet, jedenfalls auf pädagogische Korrekturen zurückgeführt. Es gibt aber noch weitere Möglichkeiten einer fehlerhaften Einschätzung.
b) *Sozialpädagogen* registrieren vorwiegend die gestörte soziale Beziehung: das „Scheidungskind“, das vereinsamte Kind, die berufstätigen Kinder oder die broken home-Situation. Sie erkennen nicht das depressive Kind und nicht die Notwendigkeit einer psychiatrischen Therapie.

c) Die *Lehrer* beklagen sich bei den Eltern über die Passivität, den Rückzug und die Selbstisolierung des Kindes und den Rückgang seiner schulischen Leistungsfähigkeit.
d) Diese Störungen werden in der *Erziehungsberatungsstelle* bestätigt. Dort wird eine Schulangst festgestellt, kombiniert mit Ein- und Durchschlafstörungen, Konzentrationsschwäche und allgemeinem Leistungsversagen. Die vorgeschlagene Verhaltenstherapie überfordert jedoch oft die depressiven Kinder und Jugendlichen.
e) *Freunde und Mitschüler* des depressiven Kindes bemerken seine emotionale Veränderung und den Antriebsverlust, sie finden es langweilig und lahm, eingebildet oder hochmütig.
f) Die *Kinder selbst* klagen, je nach Lebensalter, über Kopf- oder Leibschmerzen, Minderwertigkeitsgefühle und Gehemmtheit, Appetit- und Schlafstörungen, Grübeln oder Schuldgefühle.

Schluß

Grundstimmung und Temperament, Intelligenz und Begabung, Psychomotorik und persönliches Tempo sind als primäre Radikale im großen und ganzen schon im Kindesalter als persönlichkeitseigene Merkmale vorhanden. Kinder und Jugendliche, bei denen die erste Manifestation endogen-phasischer Psychosen in die Präpubertät, Pubertät oder Adoleszenz fällt, weisen eine besonders hohe genetische Belastung in der Aszendenz auf; sie beträgt nach unseren Erfahrungen zwischen 50 und 70%. Das gilt anscheinend auch für nicht-psychotische depressive Syndrome. Weinberg et al. (32) gaben an, daß ¾ der Eltern oder Großeltern der von ihnen diagnostizierten depressiven Kinder ebenfalls antidepressiv behandelt worden waren. Manches spricht dafür, daß bei vielen „psychogenen“ Depressionen peristatische Faktoren nicht immer die primäre, sondern oft nur eine sekundäre Bedeutung für die Manifestation der Depression haben. Primär nicht allein im Sinne einer genetischen Belastung, sondern ebenso als früh erworbener biochemischer „Risikofaktor“, wie McKinney (17) und Kraemer et al. (12) dies unter experimentellen Bedingungen bei deprivierten Jungaffen nachweisen konnten. Daraus ergibt sich, daß die Behandlung von Depressionen möglichst frühzeitig, am besten vor ihrer Manifestation erfolgen sollte, also im frühen Kindesalter. Von einer solchen Prävention der Depression sind wir aber, von einigen Ansätzen abgesehen, noch weit entfernt.

Literatur

1. ABRAHAM, K.: Versuch einer Entwicklungsgeschichte der Libido aufgrund der Psychoanalyse seelischer Störungen. Neue Arb. zur ärztlichen Psychoanalyse **11**, 96, 1924
2. ANNELL, A.-L.: Depressionszustände bei Kindern und Jugendlichen (Almquist & Wiksell, Stockholm 1972)
3. ASPERGER, H.: Heilpädagogik (Springer, Wien, New York 1965)
4. BAEYER, W. von: Depressionszustände in Kindheit und Jugend. In Hippius H., Selbach, H. (Eds.): Das depressive Syndrom, p. 361 (Urban & Schwarzenberg, München, Berlin, Wien 1969)
5. DAHL, V.: Follow-up-study of a child psychiatric cliental with special regard to manic-depressive psychosis. In Annell, A.-L. (Ed.): Depressive states in childhood and adolescence (Almquist & Wiksell, Stockholm 1971)
6. EGGERS, CH.: Verlaufsweisen kindlicher und präpuberaler Schizophrenien (Springer, Berlin, Heidelberg, New York 1973)
7. EMMINGHAUS, H.: Die psychischen Störungen des Kindesalters (Laupp, Tübingen 1887)
8. GRIESINGER, W.: Die Pathologie und Therapie der psychischen Krankheiten (Krabbe, Stuttgart 1845)
9. HAMBURGER, F.: Die Neurosen des Kindesalters (Enke, Stuttgart 1938)
10. KANNER, L.: Child Psychiatry, 4th Edition (Thomas, Springfield 1972)
11. KLEIN, M.: A contribution to the psychogenesis of manic-depressive states. Int. J. Psycho-Anal. **16**, 1935
12. KRAEMER, G. W., EBERT, M. H., MCKINNEY, W. T.: In: The origins of depression — Dahlem Workshop (in press)
13. KRAEPELIN, E.: Das manisch-depressive Irresein. In: Psychiatrie. Ein Lehrbuch für Studierende und Ärzte, 7. Auflage, Vol. II (Leipzig, Basel 1909)
14. KREVELIN, D. A. van: Nederl. Leerboek der Speciele Kinderpsychiatrie (Stenfert Kroese, Leiden 1952)
15. KUHN, R.: Über kindliche Depressionen und ihre Behandlung. Schweiz. med. Wschr. **2**, 86, 1963
16. LUTZ, L.: Kinderpsychiatrie (Rotapfel, Zürich, Stuttgart 1964)
17. MCKINNEY, W. T.: Animal behavioural-biological models relevant to depressive and effective disorders in humans. In Schulterbrandt, J. G., Raskin, A. (Eds.): Depression in childhood: Diagnoses, treatment and conceptual models (Raven, New York 1977)
18. MEIERHOFER, M.: Depressive Verstimmungen im frühen Kindesalter. In Annell, A.-L. (Ed.): Depressionszustände bei Kindern und Jugendlichen (Almquist & Wiksell, Stockholm 1972)
19. NISSEN, G.: Depressive Syndrome im Kindes- und Jugendalter. Beitrag zur Symptomatologie, Genese und Prognose (Springer, Berlin, Heidelberg, New York 1971)
20. NISSEN, G.: Symptomatik und Prognose depressiver Verstimmungszustände im Kindes- und Jugendalter. In Annell, A.-L. (Ed.): Depressionszustände bei Kindern und Jugendlichen (Almquist & Wiksell, Stockholm 1972)
21. NISSEN, G.: Zur Klassifikation der Depressionen im Kindesalter. A. paedopsychiat. **46**, 275, 1980/81
22. PASCAL, B.: Zitiert bei Remplein, H.: Die seelische Entwicklung des Menschen im Kindes- und Jugendalter, 13. Auflage (Reinhardt, München, Basel 1965)
23. PEARCE, J.: Depressive disorder in childhood. J. Child psychol. psychiat. **18**, 79, 1977
24. ROCHLIN, G.: The loss complex. J. Amer. Psychoanal. Ass. **7**, 299, 1959
25. SCHOLZ, L.: Anomale Kinder (Karger, Berlin 1911)

26. SHIRLEY, H. F.: Pediatric Psychiatry (Harvard University Press, Cambridge/Mass. 1963)
27. SPIEL, W.: Die endogenen Psychosen des Kindes- und Jugendalters (Karger, Basel 1961)
28. SPINOZA, B.: Zitiert bei Remplein, H.: Die seelische Entwicklung des Menschen im Kindes- und Jugendalter, 13. Auflage (Reinhardt, München, Basel 1965)
29. STUTTE, H.: Epochale Wandlungen in Diagnostik und Verlauf endogen-depressiver Psychosen des Kindesalters. In Annell, A.-L. (Ed.): Depressionszustände bei Kindern und Jugendlichen (Almquist & Wiksell, Stockholm 1972)
30. TRAMER, M.: Lehrbuch der allgemeinen Kinderpsychiatrie, 4. Auflage (Schwabe, Basel, Stuttgart 1964)
31. WEBER, A.: Depressive Zustandsbilder im Kindesalter. Ther. Umschau **25**, 685, 1968
32. WEINBERG, W., RUTMAN, J., SULLIVAN, L., PERNICK, E., DIETZ, L.: Depression in children referred to an educational diagnostic center. Diagnoses and treatment. J. paediat. **83**, 1065, 1973
33. ZIEHEN, TH.: Die Geisteskrankheiten des Kindesalters (Reuther & Reichard, Berlin 1917)

Fehler in der Behandlung depressiver Patienten
Psychotherapeutische und psychosoziale Aspekte

M. Linden

Einleitung

Es gibt wohl kaum eine psychiatrische Erkrankung, die von der Öffentlichkeit bzw. dem sog. Mann auf der Straße für so einfühlbar und erklärbar angesehen wird wie die depressive Erkrankung. Jeder kennt aus der eigenen Lebenserfahrung Phasen von Niedergeschlagenheit, die häufig als Unzufriedenheit mit der jeweiligen Lebenssituation erlebt werden, worin dann wiederum eine Ursache der eigenen negativen Befindlichkeit gesehen wird.

Entsprechend wird in der Öffentlichkeit häufig die Meinung geäußert, daß die meisten depressiven Erkrankungen, wenn nicht gar alle, durch psychologische Faktoren ausgelöst werden und deshalb auch vorwiegend psychologisch bzw. psychotherapeutisch behandelt werden müßten. So ist denn leicht zu verstehen, daß bei einer eigenen Befragung von ambulanten nervenärztlichen Patienten, die wegen einer depressiven Erkrankung medikamentös behandelt wurden, 59% der Patienten erklärten, daß ihre derzeitigen Beschwerden vorwiegend Ausdruck eines Lebensproblems seien, und daß 53% entsprechend meinten, daß sie vorwiegend mit Psychotherapie behandelt werden sollten.

Die Frage bleibt allerdings, in welchen Fällen das tatsächlich zutrifft. Da, wo Psychotherapie angezeigt ist, stellt sich die Frage, wie diese Psychotherapie aussehen soll, und nicht zuletzt auch, wer die psychotherapeutische Behandlung durchführen soll. Eine nicht indizierte Behandlung oder eine Behandlung, die unsachgemäß durchgeführt wird, ist schlechter als gar keine Behandlung. Das Problem unerwünschter Therapiewirkungen ist von den Arzneimitteln her jedem geläufig; es gilt in analoger Weise auch für die Psychotherapie, obwohl in diesem Bereich ein entsprechendes Problembewußtsein eher unterentwickelt ist (Hakley und Strupp 1976).

Mit Bezug auf Indikationen und Durchführungsregeln psychotherapeutischer Interventionen bei depressiven Störungen sollen nun vor allem Fehler und Probleme im Umgang mit Depressiven dargestellt werden. Dabei kann eine Dreigliederung als Leitlinie dienen:

a) Bestimmte Probleme entstehen, weil das erforderliche therapeutische Basisverhalten nicht in angemessener Weise realisiert wird.

b) Zum zweiten entstehen Probleme dann, wenn spezielle psychotherapeutische Begegnungsformen mit Depressiven gar nicht oder unzureichend oder zum falschen Zeitpunkt geschehen.
c) Zum dritten ergeben sich Probleme auch dann, wenn Konzepte und theoretische Vorstellungen auf die Erklärung und Behandlung depressiver Zustände übertragen werden, die hierfür eigentlich nicht geeignet sind, hierfür ursprünglich vielleicht auch gar nicht entwickelt wurden und die sich in entsprechenden Untersuchungen auch nicht als Methoden der Wahl erwiesen haben.

Therapeutisches Basisverhalten
Die Interaktion zwischen Menschen wird durch die Kommunikationsmittel, die Sprache, den Ausdruck, die Persönlichkeit der Beteiligten, die Situation, die Ziele, die Inhalte und vieles andere geprägt. Die Haltung des Arztes dem Patienten gegenüber hat an sich schon einen Einfluß auf den Patienten. Soweit es sich hierbei um die generelle Grundhaltung eines Therapeuten seinem Patienten gegenüber handelt, die sich über alle Situationen und Patienten hinweg annähernd gleich gestaltet, spricht man von „therapeutischem Basisverhalten". Es läßt sich in einzelnen Aspekten beschreiben, in seiner Wirksamkeit untersuchen und auch lehren (Truax und Mitchell 1971, Tausch 1973, Fröhlich und Bishop 1973, Bullmer 1975, Hoffmann und Gerbies 1981). Im folgenden sollen Empathie, unkonditionales Akzeptieren und Selbstkongruenz näher besprochen werden, Merkmale des Basisverhaltens, die als besonders wichtig zu bezeichnen sind und deren unangemessene Ausprägung zu negativen Patientenreaktionen führt.

Empathie oder *Einfühlungsvermögen* bezeichnet einen doppelten Verhaltensaspekt. Zum einen versteht man darunter ein präzises, einfühlendes Verstehen, die Fähigkeit, sich in die Perspektive des Patienten hineinzuversetzen und vor allem dessen emotionales Erleben nachzuvollziehen. Des weiteren kommt hinzu, daß der Arzt sein Verstehen dem Patienten auch mitteilen kann, um ihn spüren zu lassen, daß er einen Zuhörer gefunden hat, der sich in ihn hineinfühlen kann (Minsel und Steiger 1981, Kropf 1981).

Bei einem geringen Ausmaß an Empathie, d.h. wenn der Arzt sich nicht in die Perspektive des Patienten hineinversetzt oder hineinversetzen kann, wird es ihm schwerfallen, dessen Motive zu verstehen und damit auch dessen Verhalten vorherzusagen. In solchen Gesprächen geht der Arzt in seinen Äußerungen typischerweise nur wenig auf das ein, was der Patient vorgebracht hat. Statt dessen redet er über anderes oder gibt Belehrungen und Ermahnungen. Der Patient fühlt sich dadurch nicht verstanden oder schlimmer noch, er fühlt sich mißverstanden. Ein depressiver Patient wird sich somit in seiner Vorstellung bestätigt fühlen, daß ihn sowieso keiner verstehen kann, daß seine Erkrankung unverstehbar ist und daß niemand nachfühlen kann, wie schlecht es ihm geht. Damit ist die Vertrauensbasis zwischen Arzt und Patient in Frage gestellt und die depressive Symptomatik wird verstärkt.

Unkonditionales Akzeptieren bzw. positive Wertschätzung oder auch Wärme ist eine weitere wichtige Facette des therapeutischen Basisverhaltens. Häufig ist die Zuwendung von Menschen zueinander von bestimmten Vorleistungen des Gegenüber abhängig. Unkonditionales Akzeptieren ist demgegenüber dann gegeben, wenn ein Arzt seinen Patienten akzeptiert und respektiert, ohne daß diese grundsätzliche Zuwendung zum Patienten von irgendwelchen Bedingungen abhängig gemacht wird. Der Arzt behält sein Interesse und seine Zuwendung zum Patienten auch dann, wenn dieser bestimmte Dinge nicht tut, die der Arzt möglicherweise erwartet.

Ein geringes Ausmaß an unkonditionalem Akzeptieren ist gegeben, wenn der Arzt negative Wertungen dessen zeigt, was der Patient tut oder sagt, und zwar in der Art, daß der Patient es als Fehler der eigenen Person erlebt und die Äußerung des Arztes als Kritik an der eigenen Person auffassen muß. Ein häufiger Fehler ist, daß der Arzt gleichzeitig dem Patienten in besserwisserischer Weise sagt, was das „Beste" für ihn sei, und eigene Wertmaßstäbe in den Vordergrund rückt. Ein solch niedriges Ausmaß an unkonditionalem Akzeptieren bzw. positiver Wertschätzung vermittelt dem Patienten das Gefühl, abgelehnt zu werden. Der Patient fühlt sich kritisiert, er erlebt, daß seine Schwächen offengelegt werden. Dies bedeutet im Falle eines depressiven Patienten eine Verstärkung des depressiven Syndroms. Depressive Patienten erleben sich auf Grund ihrer Erkrankung als minderwertig, nicht lebenswert und als Belastung und Zumutung für ihre Umwelt. Die unterschwellige oder offene Kritik am Verhalten und besonders an der Person des Patienten ist für den Kranken selbst eine Bestätigung seiner eigenen Minderwertigkeit und Unfähigkeit. Sie bestätigt seine Erwartung, daß er letztlich von allen im Stich und allein gelassen werden wird.

Selbstkongruenz oder Echtheit beschreibt, inwieweit der Arzt ganz er selbst ist, inwieweit er mit seiner ganzen Person hinter dem steht, was er tut und sagt. Er ist zwar Arzt, aber er wirkt nicht wie ein Funktionsträger, sondern wie ein Mensch, der meint, was er sagt. Das typische negative Gegenstück hierzu wäre Fassadenhaftigkeit. Der Arzt wirkt in seinem Verhalten rollenhaft, seine Gefühle wirken gespielt und die Reaktionen wirken unecht. Ein Beobachter gewinnt den Eindruck, daß der Arzt das, was er sagt, nur sagt, weil es seine Pflicht ist oder weil es seiner Funktion entspricht, und daß er eigentlich etwas anderes denkt und meint. Selbstkongruenz ist aber die wesentliche Basis dafür, daß ein Patient ernst nimmt, was der Arzt sagt. Fassadenhaftigkeit dagegen führt zu Mißtrauen, Ablehnung und vor allem zu Verunsicherung des Patienten.

Kennzeichen depressiver Syndrome sind häufig eine starke Verunsicherung des Patienten sich selbst und seiner Umwelt gegenüber sowie eine Fülle negativer Erwartungen und Einschätzungen bezüglich der eigenen Person, der Erkrankung, der Lebenssituation und der Zukunft. Solche Patienten brauchen einen Arzt, der ihnen die Sicherheit vermitteln kann, daß es weitergehen wird, daß die Depression überwindbar ist und daß das Leben noch eine Perspektive hat. Werden derartige Äußerungen dem Patienten in einer unecht-fassadenhaften Weise vermittelt oder gewinnt der Patient den Eindruck, daß der Arzt diese beruhigenden Versicherungen nur als Formeln benutzt, ohne im innersten selbst daran zu glauben, so ist die Wirkung eher noch schlimmer als wenn gar nichts gesagt worden wäre. Der Patient fühlt sich in seiner Hoffnungslosigkeit bestätigt, er hat einen Grund mehr, seine Umwelt wie auch sich selbst abzulehnen. Nun ist eine Brücke mehr abgebrochen und damit ist mancher Patient einen Schritt näher auf einen möglichen Suizid zugegangen.

Psychotherapeutische Begegnung mit Depressiven

Der Umgang mit Depressiven stellt den Therapeuten vor eine Reihe von Problemen, mit denen jeder Arzt fertig werden muß, auch dann, wenn er keine Psychotherapie im eigentlichen Sinne mit dem Patienten durchführt. Die Ursache hierfür liegt darin, daß depressive Symptome einen unmittelbaren Einfluß auf einen Beobachter haben, als besonders umweltbeeinflussend zu bezeichnen sind und daher auch als ein „aktives Verhalten" gesehen werden können (Linden 1976). Die Begegnung mit dem depressiven Patienten kann bei Partnern oder auch beim Arzt zu verhaltensmäßigen, emotionalen und kognitiven Veränderungen führen (Gottlieb und Robinson 1982). Beobachtet man beispielsweise Gespräche Depressiver mit anderen Menschen, fällt auf, daß diese Gespräche als ausgesprochen einseitig bezeichnet werden müssen (Hautzinger et al. 1982). So redet der Depressive über sich, er redet über seine negative Befindlichkeit, gibt negative Selbstbewertungen und negative Zukunftsäußerungen, stellt Forderungen und macht qualifizierende Äußerungen über den Partner. Dieser dagegen macht betont positive Äußerungen über sein eigenes Befinden, positive Selbstbewertungen und positive Aussagen für die Zukunft. Er ergreift häufiger Initiativen, er entschuldigt sich häufiger und macht häufiger negativ qualifizierende Bemerkungen über den Partner. Das depressive Verhalten des Kranken führt beim Partner zu negativem emotionalem Erleben und einer Tendenz zum Rückzug (Coyne 1976). Solche negativen Entwicklungen sind vor allem bei einer längerfristigen Beziehung zu beobachten (Dutka et al. 1978).

Die Gefahr einer solchen Entwicklung besteht nicht nur bei natürlichen Lebenspartnern, sondern auch bei den Therapeuten (Linden 1980 a), die der depressiven Hoffnungslosigkeit besonders ausgesetzt sind. Das depressive Syndrom ist nicht zuletzt dadurch gekennzeichnet, daß solche Patienten sich selbst, ihre Umwelt und auch die Zukunft unter einer negativ verzerrten Perspektive sehen (Beck 1979, Schoening et al. 1981). Therapeuten sind vor allem dann gefährdet, von diesen negativen Sichtweisen ihrer Patienten angesteckt zu werden, wenn eigene Lebensbereiche angesprochen werden. Das ist typischerweise der Fall, wenn es um die Beurteilung der Behandlung geht.

Depressive Patienten denken negativ über sich selbst, d.h. auch negativ über sich selbst als Patient. Ihnen liegen Gedanken nahe wie „Ich bin ein schlechter Patient", „Meine Erkrankung ist atypisch", „Bei mir schlägt die Behandlung nicht an". *Manche Ärzte* werden sich an Patienten erinnern, bei denen sie nach einiger Zeit genau die gleichen Gedanken über den Patienten entwickelten: Der Patient strengt sich nicht an, er spielt nicht richtig mit, es handelt sich um einen atypischen Fall, es handelt sich wahrscheinlich um einen Therapieversager, die Behandlung wird nichts bringen.

Das gleiche gilt für Gedanken des Depressiven über den Therapeuten. Jeder Arzt kennt den Satz: „Sie können mir nicht helfen". Dahinter können die verschiedensten negativen Erwartungen des Patienten stehen, wie beispielsweise „Der Arzt ist zu jung oder zu alt", „Er ist ein guter Arzt, aber kein Spezialist für mein Problem", „Er ist bemüht, aber überlastet". Ähnliche Gedanken werden viele Ärzte im Angesicht eines depressiven Patienten auch schon über sich selbst gehabt haben: „Wenn jetzt statt meiner ein richtiger Spezialist hier säße", „Wenn ich etwas älter oder jünger wäre", „Wenn ich mehr Zeit investieren könnte".

Schließlich gilt dieses Prinzip auch für Erwartungen im Hinblick auf den Therapieverlauf. Der Depressive denkt, daß seine Erkrankung nie mehr gut wird, daß — wenn es zu Besserungen kommen sollte — diese nur Vorläufer erneuter Rückfälle sind und daß die Gesamtprognose eher wenig Hoffnung läßt. Dem entsprechen analoge Arztüberlegungen: Die Erkrankung des Patienten nimmt einen chronischen Verlauf, es wird immer wieder zu Rezidiven kommen, die Zukunft sieht schwarz aus, vielleicht wäre ein Suizid am Ende doch nicht das schlechteste.

Man muß sich einmal klarmachen, was es bedeutet, wenn ein Arzt die depressiven Kognitionen des Patienten übernimmt. Abgesehen davon, daß sich seine eigene Befindlichkeit beim Gedanken an den Patienten ebenfalls verschlechtert, gibt er in einem solchen Fall wesentliche therapeutische Einflußmöglichkeiten preis und trägt unter Umständen sogar zu einer Verschlechterung des depressiven Syndroms bei. Er *verstärkt* und bestätigt die Selbstentwertung des Depressiven, er hemmt die eigene therapeutische Initiative und fördert *suizidale Tendenzen* des Patienten.

Statt mit den in einer derartigen Situation indizierten, gezielt auf das depressive Syndrom abgestellten „beruhigenden Versicherungen" (LINDEN 1980b) zu antworten, geraten manche Ärzte leicht in Versuchung, auf die depressiven Kognitionen des Patienten mit *oberflächlichen Aufmunterungen* nach dem Motto „Es wird schon wieder" zu reagieren. Diese mehr allgemein abwiegelnden Bemerkungen sind eher antitherapeutisch. Hierzu gehört beispielsweise der Versuch, dem Depressiven einreden zu wollen, es gehe ihm schon besser als er meine. Bei einer solch generellen unspezifischen Formulierung besteht die Gefahr, daß sich der Patient nicht verstanden fühlt. Wenn es ihm tatsächlich schon besser geht, kann er es in aller Regel selbst sagen; wenn er es noch nicht sagen kann, dann ist er weiterhin depressiv, dann geht es ihm nicht wie vom Arzt behauptet. Generelle oberflächliche Beschwichtigungen können beim Patienten den Eindruck von Unechtheit, unterschwelliger Kritik und mangelndem Verständnis hinterlassen. Sie sind demnach therapeutisch wenig hilfreich.

Psychotherapeutische Behandlungskonzepte für depressive Erkrankungen

Depressive Erkrankungen gehören zu den Störungen, bei denen sicherlich die Wirksamkeit von gutem Zureden in vielen Fällen sehr überschätzt wird (BLEULER 1948). Dies rührt zu einem Teil von den oben schon angesprochenen laienhaften Erklärungsmodellen für Depressionen her. Allzu große Erwartungen an die Wirksamkeit der Psychotherapie bei Depression stehen jedoch in deutlichem Widerspruch zu den bislang in der Literatur belegten Erfolgen. Übersichten von CRISTOL (1972), LIEBERMAN (1975) und LUBORSKI et al. (1975) zeigten, daß unter mehreren hundert Arbeiten zum Thema Psychotherapie der Depression keine einzige zu finden war, die unter Anlegung minimaler wissenschaftlicher Standards eine Wirksamkeit der Psychotherapie auf depressive Erkrankungen hätte aufdecken können.

Auch wenn sich in den letzten Jahren diesbezüglich eine Änderung abzuzeichnen scheint (GAEBEL und LINDEN 1983), so ist es doch ein wesentlicher Fehler, in der Therapieplanung für depressive Erkrankungen die Wirksamkeit psychotherapeutischer Interventionen gleich welcher Art zu überschätzen. Eine überhöhte und wissenschaftlich nicht gerechtfertigte Erwartung ist besonders dann kritisch zu beurteilen, wenn sie unter Umständen andere wirksame und indizierte Behandlungsmethoden ausschließt oder beim Patienten eine Einstellung stützt, die gegebenenfalls zu einer unzureichenden Compliance bei einer indizierten medikamentösen Behandlung führt.

In neuerer Zeit wurde über mehrere Untersuchungen berichtet, die die potentielle Wirksamkeit von Psychotherapie bei depressiven Erkrankungen belegen. Es handelt sich hierbei um Therapiekonzepte, die sich auf kognitionspsychologische Erkenntnisse stützen (RUSH 1982) oder die sozialpsychologische und interaktionspsychologische Erkenntnisse in den Vordergrund stellen, sei es in der Einzeltherapie (WEISSMAN et al. 1981) oder in einer Gruppenbehandlung (BELLACK et al. 1981). Soweit introspektive und deutende Verfahren in die vergleichenden Untersuchungen mit einbezogen wurden, scheinen sie im Vergleich zu Minimalkontakten keine überzeugenden Therapieergebnisse zu bringen (FRIEDMAN 1975, COVI et al. 1976, BELLACK et al. 1981). Eine Erklärung hierfür könnte die sicherlich noch sehr vorläufige Beobachtung von ROUNSAVILLE et al. (1981) sein, die bei Analyse des therapeutischen Prozesses fanden, daß Behandlungen mit einem guten Ergebnis mehr Entscheidungstechniken, weniger explorative Techniken und weniger Zentrierung auf Grundprobleme zeigten. Mit aller Vorsicht könnte man unter Einbezug klinischer Erfahrungen solche Erkenntnisse dahingehend deuten, daß eine Hinlenkung der Aufmerksamkeit des Depressiven auf seine depressive Befindlichkeit eher weniger hilfreich ist, während erfolgreiche Therapiestrategien eher problemfokussiert sind und die Aufmerksamkeit auf bestimmte depressive Denkstereotypien, auf Selbstkontrolle und auf die Auseinandersetzung mit anstehenden Problemen lenken.

Ein solches Vorgehen ist jedoch auch nicht frei von Fehlermöglichkeiten. Viele Patienten berichten über negative Lebensereignisse im Vorfeld ihrer depressiven Erkrankung, die sie zu Recht oder zu Unrecht für ihre Depression anschuldigen (MATUSSEK et al. 1965, PAYKEL et al. 1969, BROWN et al. 1973). Es liegt *eine therapeutische Versuchung* darin, solche Probleme unbesehen als gegeben aufzugreifen und möglicherweise kurzfristig angelegte Lösungsversuche anzustreben. Da jedoch Depressive dazu neigen, ihre Situation negativ verzerrt wahrzunehmen, sehen sie auch Probleme und Anforderungen größer und unerträglicher, als sie es tatsächlich sind. Wollte man Situations- und Problemschilderungen Depressiver wörtlich nehmen und sein Handeln davon bestimmen lassen, dann bestünde in manchen Fällen die Gefahr einer irreversiblen Schädigung des Patienten.

Ein *Fallbeispiel* mag dies erläutern. Eine Patientin, die mit einer depressiven Erkrankung zur stationären Behandlung eingewiesen wurde, erklärte, daß sie unter einem Überlastungssyndrom leide. Sie habe eine Stadtwohnung und ein Ferienhaus. Die Wohnung, die sie mit Tochter und Ehemann bewohne, habe sechs Zimmer und sei zu groß. Die viele Arbeit, die beide Wohnungen machen würden, sei einfach zu viel und deswegen sei sie depressiv geworden. Der Ehemann war inzwischen ernsthaft dabei, Vorbereitungen für den Verkauf des Ferienhauses zu treffen und sich nach einer kleineren Wohnung umzusehen. Wäre man dieser depressiven Erklärung der Patientin gefolgt und „problemlösend" tätig geworden, dann hätte sich die Familie nach Abklingen der Depression wahrscheinlich unter schlechteren Lebensbedingungen wiedergefunden als vorher. Nach Behandlung der depressiven Erkrankung ergab sich denn auch, daß die Patientin ihre derzeitige Wohnung in der Stadt von der Größe her für gerade ausreichend und ihrem Lebensstil entsprechend ansah und daß das Ferienhaus eigentlich auf ihren Wunsch hin errichtet worden war und ein wichtiges und positives Element für die Qualität ihrer Lebenssituation darstellte.

Die klinische Erfahrung, basierend auf der Erkenntnis depressiver Denkstörungen, führt zu der Empfehlung von Kielholz (1971), daß es kontraindiziert ist, einen Patienten während einer akuten depressiven Phase zu drängen, möglicherweise lebenswichtige und irreversible Entscheidungen zu treffen. Statt dessen sollte im Mittelpunkt des therapeutischen Bemühens die Analyse der depressiven Denkfehler stehen, die zu einer solchen Problemsicht geführt haben.

Hier ergibt sich eine weitere Gefahr. Wenn man als Therapeut einmal erkannt hat, wie teilweise grotesk verzerrt die Lagebeurteilung und Problemschilderung Depressiver ist, dann liegt es nahe, ihnen zu sagen, was sie falsch sehen. Der Patient sagt beispielsweise „Mein Ehepartner liebt mich nicht mehr" und der Arzt hält dem entgegen „Ihr Ehepartner liebt Sie sehr wohl und ist sehr bemüht um Sie". Das Ergebnis solcher Überredungsversuche ist häufig genug, daß Arzt und Patient in eine Diskussion hineingeraten, in der jeder versucht, den anderen von seinem Standpunkt zu überzeugen. Das Ergebnis ist eher unbefriedigend. Der Depressive gerät in eine Verteidigungshaltung, fühlt sich nur noch mehr mißverstanden und gewinnt den Eindruck, daß der Arzt auf der Seite des Ehepartners steht und er selbst mit seinen Problemen allein gelassen wird. Kielholz (1971) gibt die Empfehlung, auf Überzeugungsversuche bei depressiven Wahnideen zu verzichten. Man könnte erweiternd hinzufügen, daß auch Diskussionen über depressive Grundannahmen, die noch nicht unbedingt eine wahnhafte Qualität zu haben brauchen, eher kontraindiziert sind und zu einer Verhärtung des Syndroms führen, eine Entwicklung, die durch eine „sokratische Fragetechnik“ (Beck et al. 1981) vermieden werden kann.

Ein mehr fragendes und hinterfragendes Vorgehen, bei dem der Patient selbst die Funktionalität und Richtigkeit seiner depressiven Erlebnisse und Wahrnehmungen überprüft und bei dem der Therapeut sich eher wißbegierig zeigt und nicht überzeugen oder bedrängen will, hat auch den Vorteil, daß Überforderungen des Patienten vermieden werden können. Im Angesicht depressiver Antriebslosigkeit und Klagsamkeit ist eine der menschlichsten Reaktionen vor allem nach mehrfacher und wirkungsloser gütlicher Zuwendung, den Patienten irgendwann einmal darauf hinzuweisen, daß es nun an der Zeit sei, „sich zusammenzureißen“. Ein solches Verhalten ist sicherlich menschlich verstehbar, jedoch in der Depressionsbehandlung eher fehl am Platze, worauf Kielholz (1971) ebenfalls hinwies.

Zur Behandlung depressiver Patienten gehört auch, wie schon bei Bleuler (1948) erwähnt, ein *Verhaltensaufbau,* bei dem dem Arzt teilweise eine recht aktive Rolle zufällt. Hierzu gehören Maßnahmen zur Überwindung der motorischen Inaktivität, Aufbau eines quantitativ und qualitativ ausreichenden Aktivitätsniveaus, damit auch die Aufnahme von Sozialbeziehungen und letztlich die Einleitung beruflicher und familiärer Problemlösungsstrategien (Hoffmann et al. 1976, Hellhammer 1981). Das wichtigste therapeutische Problem dabei ist, eine Überforderung des Patienten zu vermeiden, was vom Therapeuten sehr viel Zurückhaltung verlangt; Ungeduld und Überforderung des Patienten können genau zum Gegenteil des erwünschten Zieles führen. Der Patient erlebt, daß er nichts kann, daß er nicht einmal den therapeutischen Empfehlungen folgen kann, daß seine Inaktivität damit nun nachgewiesenermaßen unüberwindbar ist und daß er den Ansprüchen von außen und besonders auch den eigenen Ansprüchen nie wird gerecht werden können.

Neben der Zurückhaltung und Geduld ist beim Verhaltensaufbau auch die Konstanz im Vorgehen von besonderer Bedeutung. Verhaltensziele, die einmal aufgestellt wurden und dann nicht wieder aufgegriffen und nachbesprochen werden, vermitteln dem Patienten das Gefühl, daß das alles vielleicht doch nicht so wichtig sei oder daß der Therapeut letztlich an ihm doch desinteressiert sei.

Der Umgang mit Suizidalität

5—15% depressiver Patienten sterben an Suizid, und bis zu ⅔ der an Suizid Verstorbenen waren depressiv (Helmchen und Linden 1980). Suizidalität gehört zur Depression und ist vor allem ein Ausdruck von Hoffnungslosigkeit (Beck et al. 1975). Kommen noch spezielle

Faktoren hinzu, etwa soziale Isolierung oder mangelnder Rapport zum Arzt, dann werden Suizidhandlungen sehr wahrscheinlich (Reimer 1982).

Ärztliches Tun, das die Hoffnungslosigkeit des Patienten verstärkt oder eine Distanz in die Beziehung zwischen Arzt und Patient bringt, ist als besonders problematisch zu bezeichnen. Darauf wurde schon mehrfach hingewiesen.

Mangelnde Empathie, kritisierendes Verhalten, Fassadenhaftigkeit, Übernahme von Ideen der Hoffnungslosigkeit durch den Arzt selbst, überhöhte Anforderungen an den Patienten, denen er nicht gerecht werden kann und die für ihn zwangsläufig Mißerfolgssituationen bedeuten, oder diskutierendes Argumentieren zwecks Überzeugenwollen, was beim Patienten nur das Gefühl auslöst, daß der Arzt auch „auf der anderen Seite" steht, sind durchweg Verhaltensweisen, die auch den Weg zur Suizidalität bahnen können.

Eine zu große Distanz zwischen Patient und Arzt verstärkt nicht nur die depressive Symptomatik und Hoffnungslosigkeit, sondern verringert zugleich auch die Zugriffsmöglichkeiten des Arztes und beeinträchtigt unter Umständen auch seinen Zugriffswillen. Gerade wenn es um Suizidalität geht, verlangt die ärztliche Verantwortung in manchen Fällen ein unmittelbares aktives Handeln. In solchen Fällen wird häufig eine aktive nachgehende Fürsorge erforderlich. Das bedeutet, daß der Arzt für den Patienten aktiv handelnd tätig werden muß. Er muß den Patienten unter Umständen zu Hause anrufen oder aufsuchen, er muß für den Patienten Familienangehörige oder Freunde mobilisieren, er muß sich selbst möglicherweise auch zu ungünstigen Stunden für Kontakte bereithalten und in manchen Fällen auch die für ihn selbst in der Regel nicht leichte Entscheidung verantworten, daß der Patient vorübergehend gegen seinen Willen zur stationären Behandlung eingewiesen wird. Bei einem gestörten Patient-Arzt-Verhältnis ist die Möglichkeit nicht auszuschließen, daß ein solches therapeutisches Vorgehen vom Arzt nicht mit der nötigen Konsequenz vorangetrieben wird. Wenn sich der Patient in seiner Depression erst einmal isoliert hat, eine Situation, in der er eigentlich besonderer therapeutischer Zuwendung bedarf, besteht gleichzeitig die Gefahr, daß sich der Arzt von seiner therapeutischen Verantwortung teilweise oder ganz entpflichtet fühlt, womit die Möglichkeit zu rechtzeitiger therapeutischer Intervention nur noch in reduziertem Maße vorhanden ist.

Schlußbemerkungen

Die lange Liste von Problemen, die sich im längerdauernden psychotherapeutischen Umgang mit depressiven Patienten ergeben und in diesem Beitrag aufgezeigt worden sind, sollte deutlich machen, daß eine durchdachte Behandlung spezielle Erfahrungen auf Seiten des Arztes erfordert. Eine rechtzeitige Überweisung eines therapieresistenten oder sehr schwer depressiven Patienten an einen Facharzt ist deshalb eine wichtige Behandlungsmaßnahme. Davon unberührt bleibt, daß der Hausarzt, mit den Lebensgewohnheiten und Problemen seiner Patienten bestens vertraut, grundsätzlich legitimiert und verpflichtet ist, bei depressiv Kranken eine verständnisvolle „Gesprächstherapie“ bzw. „kleine Psychotherapie“ durchzuführen, die oft genügt und auch zum Erfolg führt.

Ebenso deutlich sollte zum Ausdruck gebracht werden, daß die Fallstricke auf dem Weg zu einer adäquaten Behandlung durchaus erkennbar, angehbar und lösbar sind. Durch die Darstellung von Schwierigkeiten wird es unter Umständen sogar leichter erkennbar, wie ein therapeutisch wünschenswertes und hilfreiches Verhalten zu gestalten ist. Die Behandlung depressiver Erkrankungen, wozu psychotherapeutische ebenso wie pharmakotherapeutische Maßnahmen gehören, ist eine lohnende Bemühung, mit der bei einer großen Zahl von Patienten gute Erfolge zu erzielen sind. An dieser Stelle sei noch auf einen letzten Fehler im Umgang mit Depressiven hingewiesen, nämlich auf die Weigerung des Arztes, sich psychotherapeutisch mit dem Patienten auseinanderzusetzen. Als Ursache hierfür benennt Flach (1982) fünf häufige Vorurteile:

1. daß psychotherapeutisches Eingehen auf den Patienten nur bestimmten spezialisierten Ärzten vorbehalten sei,
2. daß psychotherapeutisches Eingehen auf den Patienten zu viel Zeit koste,
3. daß psychotherapeutisches Eingehen auf den Patienten wenig bringe,
4. daß der Patient von einem psychotherapeutischen Vorgehen abgestoßen werde,
5. daß man durch das Eingehen auf die Probleme des Patienten eigene Probleme verstärke.

Keines dieser Vorurteile ist richtig. Die Behandlung depressiver Erkrankungen zählt zu den erfolgversprechenden ärztlichen Tätigkeiten, sowohl was die Zahl der Patienten angeht, denen geholfen werden kann, als auch im Hinblick auf die Qualität der Besserung beim einzelnen Menschen. Und psychotherapeutische Maßnahmen haben einen unverzichtbaren Platz in jedem Behandlungsplan.

Literatur

1. BECK, A. T.: Wahrnehmung der Wirklichkeit und Neurose. Kognitive Psychotherapie emotionaler Störungen (Pfeiffer, München 1979)
2. BECK, A. T., KOVACS, M., WEISSMAN, A.: Hoplesness and suicidal behavior: An overwiew, J. Amer. Med. Assoc. **234**, 1146, 1975
3. BELLACK, A. S., HERSEN, M., HIMMELHOCH, J.: Social skills training compared with pharmacotherapy in the treatment of unipolar depression. Amer. J. Psychiat. **138**, 1562, 1981
4. BLEULER, M.: Die Depression in der ärztlichen Allgemeinpraxis (Schwabe, Basel 1948)
5. BROWN, G. W., HARRIS, T. O., PETO, J.: Life events and psychiatric disorders. 2. Nature of Causal Link Psychol. Med. **3**, 159, 1973
6. BULLMER, K.: Empathie (Reinhardt, München 1975)
7. COVI, L., LIPMAN, R. S., ALARCON, R. D., SMITH, V. K.: Drug and psychotherapy interactions. Amer. J. Psychiat. **133**, 502, 1976
8. COYNE, J. C.: Depression and the response of others. J. Abn. Psychol. **85**, 186, 1976
9. CRISTOL, A. H.: Studies of outcome of psychotherapy. Compr. Psychiat. **13**, 189, 1972
10. DUTKA, W., HARTMANN-ZEILBERGER J., LINDEN, M., HOFFMANN, N.: Die Sozialpartner von Depressiven. Ztschr. Klin. Psychol. Psychother, **26**, 247, 1978
11. FLACH, F. F.: Psychological management of the depressed patient. International Committee for Prevention and Treatment of Depression, Bulletin No. 7, 1982 (USA Edition)
12. FRIEDMAN, A. S.: Interaction of drug therapy with marital therapy in depressive patients. Arch. Gen. Psychiat. **32**, 619, 1975
13. FROELICH, R. E., BISHOP, F. M.: Die Gesprächsführung des Arztes (Springer, Berlin 1973)
14. GAEBEL, W., LINDEN, M.: Kombination von Pharmakotherapie und Psychotherapie in der Behandlung depressiver Störungen. In Baumann, U., Berbalk, H., Seidenstücker, G. (Eds.): Klinische Psychologie, Trends in Forschung und Praxis (Huber, Berlin 1983)
15. GOTTLIEB, I. H., ROBINSON, L. A.: Responses to depressed individuals: Discrepances between self-report and observated behavior. J. Abn. Psychol. **91**, 231, 1982
16. HADLEY, S. W., STRUPP, H. H.: Contemporary views of negative effects in psychotherapy. Arch. Gen. Psychiat. **33**, 1291, 1976
17. HAUTZINGER, M., HOFFMANN, N., LINDEN, M.: Interaktionsanalysen depressiver und nicht-depressiver Patienten und ihrer Sozialpartner. Ztschr. exper. angewandte Psychol. **29**, 246, 1982
18. HELLHAMMER, D.: Aktivitätsaufbau. In Linden, M., Hautzinger, M. (Eds.): Psychotherapie-Manual (Springer, Berlin 1981)
19. HELMCHEN, H., LINDEN, M.: Depressive Erkrankungen, In Bock, H. E., Gerok, W., Hartmann, F. (Eds.): Klinik der Gegenwart, Band 11 (Urban & Schwarzenberg, München 1980)
20. HOFFMANN, N., FRESE, M., HARTMANN-ZEILBERGER, J.: Psychologische Therapie bei Depressionen. In Hoffmann, N. (Ed.): Depressives Verhalten (Müller, Salzburg 1976)
21. HOFFMANN, N., GERBIS, K. E.: Gesprächsführung in psychologischer Therapie und Beratung (Müller, Salzburg 1981)
22. KIELHOLZ, P.: Diagnose und Therapie der Depressionen für den Praktiker (Lehmann, München 1971)
23. KROPF, D.: Verbalisierung emotionaler Erlebnisinhalte. In Linden, M., Hautzinger, M. (Eds.): Psychotherapie-Manual (Springer, Berlin 1981)

24. LIEBERMAN, M.: Survey and evaluation of the literature on verbal psychotherapy of depressive disorders. Report prepared for the Clinical Research Branch (National Institute of Mental Health, Rockville 1975
25. LINDEN, M.: Depression als aktives Verhalten. In Hoffmann, N. (Ed.): Depressives Verhalten (Müller, Salzburg 1976)
26. LINDEN, M.: Depressive Therapeutenkognitionen. In Hautzinger, M., Schulz, W. (Eds.): Klinische Psychologie und Psychotherapie, Bd. 3: Depression, Psychosomatik (DGVT & GwG, Tübingen 1980a)
27. LINDEN, M.: Principles of antidepressive psychotherapy. International Committee for Prevention and Treatment of Depression, Bulletin No. 4, 1980b (USA Edition)
28. LUBORSKY, L., SINGER, B., LUBORSKY, L.: Comparative studies of psychotherapy. Arch. Gen. Psychiat. **32**, 995, 1975
29. MATUSSEK, P., HALLBACH, A., TROEGER, U.: Endogene Depression (Urban & Schwarzenberg, München 1965)
30. MINSEL, W. R., STEIGER, P.: Empathie. In Linden, M., Hautzinger, M. (Eds.): Psychotherapie-Manual (Springer, Berlin 1981)
31. REIMER, C.: Suicid (Springer, Berlin 1982)
32. ROUNSAVILLE, B. J., WEISSMAN, M. M., PRUSOFF, B. A.: Psychotherapy with depressed outpatients: Patient and process variables as predictors of outcome. Brit. J. Psychiatry **138**, 67, 1981
33. RUSH, A. J.: Kognitive Therapie bei depressiven Erkrankungen. In Helmchen, H., Linden, M., Rüger, U. (Eds.): Psychotherapie in der Psychiatrie (Berlin, Springer 1982)
34. SCHOENING, E. H., SCHMEDING-WIEGEL, H.: Wahrnehmungsbezogene Kognitionen und Depression. In Hautzinger, M., Greif, S. (Eds.): Kognitionspsychologie der Depression (Kohlhammer, Stuttgart 1981)
35. TAUSCH, R.: Gesprächspsychotherapie (Hogrefe, Göttingen 1973)
36. TRUAX, C. B., MITCHEL, K. M.: Research on certain therapist interpersonal skills in relation to process and outcome. In Bergin, A. E., Garfield, S. L. (Eds.): Handbook of Psychotherapy and Behavior Change (Wiley, New York 1971)
37. WEISSMAN, M. M., PRUSOFF, B. A., DIMASCIO, A., NEU, C., GOCLANEY, M., KLERMAN, G. L.: The efficacy of drugs and psychotherapy in the treatment of acute depressive episodes. Amer. J. Psychiat. **136**, 555, 1979

Schwierigkeiten bei der Überweisung von Patienten an den Psychiater oder in eine psychiatrische Klinik

M. Gastpar

Einleitung

Nach dem traditionellen Modell von Watts aus dem Jahre 1968 werden 90% der psychiatrischen Patienten vom praktizierenden Arzt, 9% vom Psychiater in der Praxis und nur 1% im psychiatrischen Krankenhaus behandelt. Für die heutige Zeit dürfte aber dieses Modell kaum noch zutreffen.

In den mittel- und westeuropäischen Ländern ist seit den 60er Jahren die Zahl der praktizierenden Psychiater deutlich angestiegen. Damit haben sich zum einen die Voraussetzungen für die Überweisung psychisch kranker Menschen vom Praktiker zum Psychiater verbessert, vor allem in den größeren Agglomerationen; zum anderen haben die Kranken heute mehr Möglichkeiten als früher, gleich einen Psychiater aufzusuchen.

Heute sind es kaum mehr als 60% der psychiatrischen Patienten, die zunächst einen Allgemeinpraktiker konsultieren, während sich die anderen an einen praktizierenden Psychiater oder die Ambulanz einer psychiatrischen Institution wenden.

Wie Régier et al. 1982 mitteilten, behandeln die Allgemeinpraktiker hauptsächlich psychogene und neurotische Störungen, die eine ängstliche und depressive Symptomatik aufweisen, sowie psychische Störungen im Zusammenhang mit körperlichen Erkrankungen. Die praktizierenden und klinisch tätigen Psychiater hingegen behandeln den Großteil der endogenen Psychosen und neurotische Störungen unterschiedlichen Schweregrades, die eine langdauernde Psychotherapie erfordern. Toxikomane werden gewöhnlich in Polikliniken und Spezialinstitutionen betreut. Erwähnt sei noch, daß — wie wir in der Region Basel feststellen konnten — beim Allgemeinpraktiker die Patienten der Altersgruppe von 25—45 Jahren, im Spital jedoch die älteren Patienten überwiegen, was mit den Angaben von Shepherd et al. (1966) übereinstimmt.

Zur Frage der Überweisung psychiatrischer Patienten verfügen wir über Ergebnisse einer eigenen Untersuchung. Von 67 Patienten, die hintereinander in unsere Depressionsabteilung eintraten, kam je etwa die Hälfte vom Allgemeinpraktiker bzw. vom Psychiater. Bemerkenswert ist, daß lediglich 5 Patienten den ganzen Weg Allgemeinpraktiker/Spezialarzt/Klinik gegangen waren und daß sie vorher mindestens 2 Psychiater konsultiert hatten, d.h. zur schwierigen Gruppe mit häufigem Arztwechsel gehörten. Das Phänomen des häufigen Arztwechsels findet sich übrigens bei Patienten, die der Psychiater einweist, doppelt so häufig wie bei Patienten, die der Allgemeinpraktiker in die Klinik schickt.

Probleme und Schwierigkeiten bei der Überweisung

1.
Es überrascht keineswegs und ist von englischen Autoren (Shepherd et al. 1966, Mezey et al. 1971) bestätigt worden, daß die Überweisungsrate des Allgemeinpraktikers wesentlich von seiner Ausbildung, seiner Einstellung zur Psychiatrie und seinen Erfahrungen mit psychiatrischen Institutionen beeinflußt wird. Während in mehreren Arbeiten (Shepherd et al. 1966, Kaeser et al. 1971, Dilling et al. 1978) eine Überweisungsrate von 5% aller Praxispatienten angegeben wird, fanden wir in einer eigenen Untersuchung doch beträchtliche Unterschiede zwischen den vier beteiligten Praktikern (Tabelle 1); die Werte lagen zwischen 1,9 und 9,2%, wobei aber der Mittelwert von 4,9% mit den 5% der genannten Autoren übereinstimmte.

Tabelle 1
Überweisungsrate von 4 Allgemeinpraktikern

	Zahl der überwiesenen Patienten	% der psychiatrischen Patienten	% aller Patienten
Praxis 1	9	30	9,2
Praxis 2	3	5,1	1,9
Praxis 3	5	18,5	6,4
Praxis 4	6	19,4	4,4
Praxis 1–4	23	15,6	4,9

Die deutlichen Unterschiede in der Überweisungsrate der einzelnen Praktiker sagen allerdings nichts aus über die Qualität der Überweisung. Es könnte nämlich durchaus sein, daß diese Ärzte in richtiger Einschätzung ihrer therapeutischen Möglichkeiten entweder mehr und auch schwierigere psychiatrische Patienten selbst behandelten oder daß sie sich auf die Behandlung von wenigen und leichteren Fällen beschränkten und die meisten dem Spezialisten überwiesen. Die Zahl der Patienten, die der Praktiker überweist, hängt also auch davon ab, inwieweit er sich imstande fühlt, die Verantwortung für eine Behandlung zu übernehmen.

2.

Zu berücksichtigen sind noch weitere Faktoren, die einen Einfluß auf die Überweisung haben. Oft sind es die Patienten, die einer psychiatrischen Behandlung ablehnend gegenüberstehen, aber auch manche Allgemeinpraktiker haben Vorbehalte gegenüber den psychiatrischen Kollegen und/oder den psychiatrischen Institutionen. Besondere

Tabelle 2
Häufigkeit von Gründen gegen eine Überweisung zum praktizierenden Psychiater oder in die Klinik (nach SHEPHERD, M. et al. 1966)

	%
Patient möchte nicht zum Psychiater überwiesen werden	60,0
Der Allgemeinpraktiker betrachtet sich als kompetent zur Behandlung neurotischer Störungen	45,3
Lange Wartefristen	40,0
Nachteil der Etikettierung als psychiatrischer Patient	26,7
Unbefriedigendes Umgehen mit Patienten in psychiatrischen Institutionen	17,3
Mangel an psychiatrischen Behandlungsmöglichkeiten	13,3
Psychiater wird als zu beschäftigt angesehen	10,7
Mangelnder Kontakt zwischen Allgemeinpraktiker und Psychiater	10,7
Psychiater sendet Bericht nicht innert nützlicher Frist	5,3
Andere Gründe	10,7

Schwierigkeiten entstehen dann, wenn der Patient befürchtet, als „psychiatrischer Fall“ abgestempelt zu werden (Mezey und Kellett 1971).

Die verschiedenen Gründe, die eine Überweisung schwierig gestalten, sind in Tabelle 2 zusammengefaßt (Shepherd et al. 1966). Derartige Schwierigkeiten sind unter Umständen der Anlaß zu einer Fehlentscheidung, z. B. wenn der Praktiker im Falle eines schwer depressiven Patienten die vielleicht doch indizierte Überweisung zum Psychiater unterläßt.

Aus der Tabelle 2 ist ersichtlich, daß — abgesehen vom Patienten, dessen Einstellung auf den Arzt abfärben kann — im wesentlichen die Ärzte selbst für die Schwierigkeiten verantwortlich sind. Das Problem läßt sich aber lösen, wenn sich der Praktiker, der mit solchen Schwierigkeiten und Problemen zu tun hat, bemüht, zumindest mit *einem* psychiatrischen Kollegen eine dauerhafte, engere berufliche Beziehung aufzubauen. Zweifellos erleichtert dies die Überweisung von Patienten zur konsiliarischen Begutachtung. Noch vorteilhafter erscheint es, berufliche Kontakte zu mehreren psychiatrischen Kollegen zu pflegen, um deren Persönlichkeit, deren therapeutische Möglichkeiten und Gepflogenheiten kennenzulernen. Mit diesem Wissen kann der Allgemeinpraktiker seinen Patienten der ihm jeweils richtig erscheinenden Stelle zuweisen. Wenn die Beziehungen zwischen Praktiker und Psychiater gut funktionieren, machen die Patienten die Überweisung gewöhnlich konstruktiv mit, sie profitieren von der Behandlung und sind letztlich dankbar dafür.

3.

Die Überweisung scheitert oft an der schon sprachlich imminenten Überschätzung der Somatik und an der Geringschätzung der Psychiatrie durch den Praktiker. Ergibt nämlich die körperliche Untersuchung keinen pathologischen Befund, besteht aber ein offensichtliches, mithin psychisches Leiden, dann lautet die Beurteilungsformel nicht selten „Organisch ist alles in Ordnung, es ist nur psychisch“. Dieses Wörtchen *„nur“* wirkt wie ein Fallbeil (Pollitt 1981). Einerseits fühlt sich der Patient in seinem Selbstwertgefühl herabgesetzt oder er hat Schuldgefühle, die Zeit des Arztes unnötig beansprucht zu haben; andererseits etikettiert der Arzt das vom Patienten auch körperlich verspürte Leiden als „nicht existent“, so daß der Patient annehmen muß, entweder sei er verrückt oder der Arzt nicht kompetent. So oder so, im Erleben des Patienten kann es sich bei der Überweisung zum Psychiater nur um eine Art Bestrafung oder um ein Abschieben handeln. Jeder praktizierende Arzt sollte deshalb sich selbst und seine Wortwahl unter Kontrolle haben, um derartige Fehlausdrücke bzw. Fehlleistungen, um die es sich im eigentlichen Sinne des Wortes handelt, zu vermeiden.

4.
Medizinische und soziale Gründe, wie sie in Tabelle 3 für die Hospitalisierung angegeben sind, gelten teilweise auch für die Überweisung zum Psychiater in der Praxis. In diesem Bereich sind aber durch Ausschaltung von Fehlerquellen noch Verbesserungen möglich.

Tabelle 3
Gründe für Hospitalisierung

Medizinische Gründe:	Therapieresistenz Notwendigkeit einer speziellen Behandlung Spezielle Betreuung nötig Stationäre Abklärung
Suizidalität:	Unmittelbare Suizidgefahr Erfolgter Suizidversuch
Soziale Gründe:	Alleinstehender Patient Arbeitsunfähigkeit Partnerkonflikt

So kommt es des öfteren vor, daß depressive Patienten, die der Allgemeinpraktiker als therapieresistent überweist, unzureichend behandelt wurden, sei es, daß das Antidepressivum zu niedrig dosiert oder nicht lange genug verabreicht wurde, sei es, daß der Patient das Medikament von sich aus absetzte, weil er über die Behandlungsstrategie oder die zu erwartenden initialen Begleiterscheinungen der antidepressiven Substanz nicht oder nicht hinreichend aufgeklärt worden war. Des weiteren könnte der eine oder andere Krankheitsfall wohl auch auf ambulanter Basis geklärt und behandelt werden, sofern zwischen Allgemeinpraktiker und Psychiater die bereits erwähnte harmonische berufliche Beziehung vorhanden ist.

Was die sozialen Gründe betrifft, verfügt heute auch der Allgemeinpraktiker über eine Reihe von Möglichkeiten (beispielsweise Teilzeit-Hauspflege, Zusammenarbeit Praktiker/Sozialarbeiter), um den Patienten im eigenen Milieu zu behandeln. Natürlich kann sich aus sozialen oder psychologischen Gründen eine vorübergehende

Hospitalisierung ebenfalls positiv auswirken. Abgesehen von einer Entlastung der Angehörigen, hat die Herausnahme des Patienten aus einem belastenden Milieu echte und entlastende Effekte zur Folge und erleichtert damit die Grundbehandlung der Problematik.

Schlußfolgerung

Der Allgemeinpraktiker sieht vorwiegend leichtere psychische Störungen, die er psycho- und pharmakotherapeutisch weitgehend selbst behandeln kann. Vor schwierigeren Problemen steht er im Falle von Erkrankungen wie endogenen Psychosen, schweren Neurosen und Verhaltensstörungen. Bei der Entscheidung der Frage, ob er hier selbst aktiv werden oder den Patienten überweisen soll, spielen seine Persönlichkeit und seine psychiatrische Ausbildung eine wesentliche Rolle. Generell darf man sagen, daß die Überweisung desto eher erfolgt, je beträchtlicher der Zeitaufwand und je komplexer die durchzuführende Behandlung dem Arzt erscheint. Wichtig ist es weiterhin, daß durch Aus- und Fortbildung von Allgemeinpraktikern sowie durch Aufklärung der Patienten ein besseres Verständnis für psychiatrische Probleme sowie ein Abbau von Vorurteilen erreicht werden. Erkennbar wird die Auswirkung dieser Bemühungen letztlich daran, daß sprachliche Fehlleistungen im Umgang mit psychiatrischen Patienten allmählich verschwinden.

Literatur

1. DILLING, H., WEYERER, S., ENDERS, I.: Patienten mit psychischen Störungen in der Allgemeinpraxis und ihre psychiatrische Überweisungsbedürftigkeit. In Häfner, H. (Ed.): Psychiatrische Epidemiologie, p. 135 (Springer, Berlin 1978)
2. KAESER, A. C., COOPER, B.: The psychiatric patient, the general practitioner, and the outpatient clinic: an operational study and a review. Psychological Medicine **1**, 312, 1971
3. KESSEL, W. I. N., SHEPHERD, M.: Neurosis in hospital and general practice. J. ment. Sci. **108**, 159, 1962
4. MEZEY, A. G., KELLETT, J. M.: Reasons against referral to the psychiatrist. Postgrad. Med. J. **47**, 315, 1971
5. POLLITT, J. D.: Wie überweist man seinen Patienten an einen Psychiater? Hexagon „Roche“ **9**, Nr. 6, 7, 1981
6. RÉGIER, D. A., GOLDBERG, I. D., BURNS, G. J., HANKIN, J., HOEPER, E. W., NYCZ, G. R.: Specialist/generalist division of responsibility for patients with mental disorders. Arch. Gen. Psychiatry **39**, 219, 1982
7. SHEPHERD, M., ANTHONY, C.: Psychiatric illness in general practice, 2nd edition (Oxford University Press, Oxford 1981)
8. WATTS, C. A. H.: Depressive disorders in community (Wright, Bristol 1968)

Der Allgemeinpraktiker und sein depressiver Patient: Welche Fehler sind vermeidbar?

W. Irniger

Einleitung, Absicht

Kann unsere Arbeit in der Allgemeinpraxis beim Umgang mit Depressiven noch verbessert werden? Wenn HAENEL und KIELHOLZ (1) schreiben, daß „bei keiner anderen psychischen Erkrankung so viele Behandlungsfehler gemacht werden wie bei der Depression", und wenn nach GASTPAR (2) „12—16% psychischer Störungen vom Allgemeinpraktiker nicht erkannt werden", gibt uns das zu denken. — Wo liegen denn die neuralgischen Punkte, welche Fehler können wir vermeiden?

Alle Beiträge zu diesem Buch, von erfahrenen Klinikern verfaßt, geben in vielerlei Hinsicht eine Antwort darauf. Die nun folgende Übersicht will

a) dem Allgemeinpraktiker eine Orientierungshilfe sein, indem die wesentlichen Fehlerquellen herausgegriffen, klar geordnet und dargestellt werden und indem gleichzeitig auf die ausführlichere Darstellung in anderen Kapiteln hingewiesen wird,

b) dem Leser zeigen, wo unter Umständen das klinische Vorgehen von jenem in der Praxis abweicht.

Aus didaktischen Gründen (Übersicht, Klarheit, Zugriff) haben wir im Prinzip eine tabellarische Darstellung gewählt, in der einzelnen „Feststellungen" relevante „Konsequenzen in der Praxis" gegenübergestellt werden. Um nicht der Gefahr der Banalität zu erliegen, haben wir uns bemüht, aus der großen Zahl möglicher Fehler und Fallstrikke nur die für die Praxis bedeutsamen herauszugreifen. Zusätzlich geht jedem Abschnitt eine kurze, allgemeine Einleitung voraus. Zur Vermeidung von Doppelspurigkeiten innerhalb des Buches wird mit den in Klammern angegebenen Autorennamen und Seitenzahlen auf wichtige Ergänzungen zu unserer Übersicht aufmerksam gemacht. Als Ordnungsprinzip für die einzelnen Abschnitte dienen uns die zeitlichen Ablaufschritte bei der Beschäftigung mit dem Depressiven, angefangen vom ersten Kontakt über Diagnosestellung und Behandlung bis zu Rehabilitation und Prophylaxe (Abbildung 1).

Abbildung 1
Ablaufschritte beim Umgang mit dem Depressiven

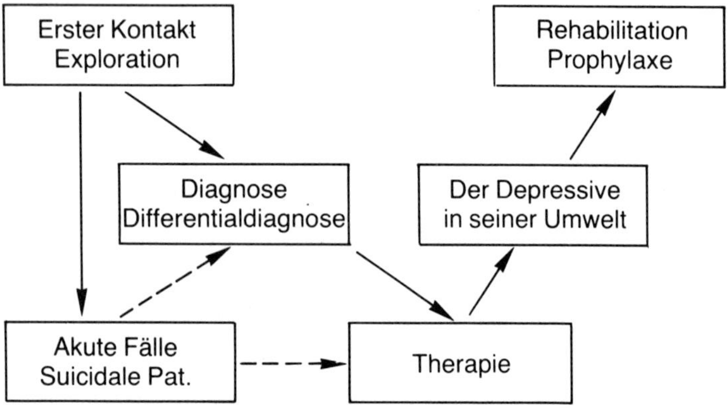

1.
Erster Kontakt mit dem Patienten, Exploration

Ein gutes und tragfähiges Vertrauensverhältnis zwischen Arzt und Patient ist gerade bei der Beschäftigung mit Depressiven eine unabdingbare Voraussetzung für eine erfolgreiche Behandlung. Es erscheint vielleicht vermessen, auf eine so selbstverständlich scheinende Tatsache hinzuweisen. Und doch warten bereits bei der ersten Kontaktaufnahme mit dem Patienten einige notorische Fallstricke auf uns; sie sind besonders dann heimtückisch, wenn uns der Depressive umständlich, verlangsamt oder sogar aggressiv gegenübertritt oder wenn wir selbst unkonzentriert oder in Zeitnot sind. Unser therapeutisches Basisverhalten (s. bei LINDEN, S. 128) entscheidet oft schon bei der ersten Begegnung mit dem Kranken über Erfolg oder Mißerfolg der Therapie.

In unklaren Situationen lohnt es sich, zusätzlich mit Personen aus der persönlichen Umgebung des Patienten Kontakt aufzunehmen (Familie, Arbeitskollegen etc.). Ihnen entgehen erste Veränderungen des Patienten in der Frühphase nur selten. In der Allgemeinpraxis muß man diese Kontaktaufnahme meist gar nicht suchen, da sie sich in der Regel von selbst ergibt.

Wird die Diagnose „Depression" bereits zu Beginn des Erstkontaktes oder nach kurzer Begegnung mit dem Patienten offensichtlich, mag die Versuchung groß sein, die körperliche Untersuchung ganz zu unterlassen (s. bei KIELHOLZ und ADAMS, S. 107). Andererseits kann aber die (immer durchzuführende) körperliche Untersuchung vor allem bei hypochondrischen Patienten mit verborgener depressiver Symptomatik zu zeitraubenden diagnostischen Umwegen führen.

Feststellung	**Konsequenz für die Praxis**
Veränderungen psychischer Art fallen meist zuerst Personen aus der Umgebung des Patienten auf (Familie, Arbeitskollegen etc.). Sie werden aber oft mißdeutet: – Gehemmtes Handeln und Müdigkeit als „Faulheit" – Hemmung von Emotionen als „Fehlen von Zuneigung" – Depression als „Ausgebranntheit, Überbeanspruchung, Verstörtheit"	Regelmäßige und nachhaltige Aufklärung der Öffentlichkeit und gezielt auch der Angehörigen von psychisch Kranken über deren Probleme ist wichtig (s. bei HOLMBERG, S. 43, 44).
Meldungen über psychisch Erkrankte werden oft über Drittpersonen an den Arzt herangetragen und von diesem gelegentlich abgewehrt, da „auf Distanz nichts zu machen ist".	Je nach Lage des Falles soll dem Problem ohne Verzug und persönlich nachgegangen werden. In speziellen Fällen kann die Einleitung einer „Fernbehandlung" durch Drittpersonen indiziert sein.
Paramedizinische Helfer (Gemeindeschwester, Arzthelferin, Sozialarbeiterin etc.) sind durch den Erstkontakt mit psychisch Kranken oft überfordert.	Paramedizinische Helfer haben kraft ihrer Stellung oft unabsichtlich den ersten Kontakt mit psychisch Erkrankten und müssen deshalb in diesem Bereich aus- und laufend fortgebildet werden (PROF. DR. N. SARTORIUS, Genf WHO, persönliche Mitteilung).
Art und Weise des Erstkontaktes mit dem Gemütskranken ist von entscheidender Bedeutung für eine gute Entwicklung des Arzt-Patient-Verhältnisses.	Die Wichtigkeit des Erstkontaktes Arzt–Depressiver kann nicht hoch genug eingeschätzt werden. Für die sich anbahnende Langzeitbetreuung soll ja der Hausarzt wenn immer möglich beibehalten und nicht ausgewechselt werden.

Feststellung	Konsequenz für die Praxis
Der Arzt versucht oft zu wenig, sich in den Kranken hineinzufühlen. Der ohnehin stark verletzliche Depressive fühlt sich durch unkonzentriertes Zuhören oder durch Belehrungen unverstanden und wird in seiner Isolation noch bestärkt.	Empathie (Einfühlungsvermögen), menschliche Wärme, Echtheit, Zuversicht und Konzentration sind Voraussetzungen eines guten hausärztlichen Gesprächs. Schwächen und Fehlleistungen des Depressiven müssen vorerst bedingungslos angenommen werden (s. bei LINDEN, S. 128, 129, 130).
Psychisch Kranke können kompliziert, verlangsamt oder sogar aggressiv sein. Dies kann zu unbewußter Abwehrhaltung und Rückzug des Arztes führen. Der Negativismus des Patienten kann auf Angehörige und Arzt (unbemerkt) ansteckend wirken.	Der Arzt muß lernen, eigene Gefühle und (oft unbewußte) Gedanken zu erkennen und richtig zu interpretieren. Die Mitarbeit in einer Balint-Gruppe kann dabei eine große Hilfe sein.
Das gegenseitige Vertrauen leidet unter Hast und Abwehrhaltung. Der Depressive spürt unausgesprochene Vorbehalte anderer gegen sein „Schwachsein“.	Wir sollten alles daransetzen, dem psychisch Kranken gegenüber geduldig und entspannt zu bleiben, ihn ernst zu nehmen und zu akzeptieren.
Bei der Exploration kann die Kenntnis von Risikofaktoren einer Depression von Nutzen sein, z. B. – Tod oder Krankheit eines nahen Angehörigen – Mehrere Kleinkinder, kürzliche Geburt eines Kindes, Auszug erwachsener Kinder – Hausbau, Umzug, Beförderung – Fehlen von Bezugspersonen, psychische Verletzungen	Vollständige Darstellung der Risikofaktoren einer Depression (s. bei TAKAHASHI, S. 55). Der Allgemeinpraktiker wird mit Vorteil eines der ersten Gespräche während eines Hausbesuches im „Biotop“ des Patienten führen. Nicht nur wird sich der Patient bereitwilliger öffnen, sondern auch seine Risikofaktoren werden unverhüllter sichtbar.
Die körperliche Untersuchung eines Depressiven wird oft unterlassen oder nicht sorgfältig genug durchgeführt. Dies kann bei ihm neue Ängste wecken.	Eine sorgfältige und zügige somatische Untersuchung in einer der ersten Konsultationen ist unerläßlich (s. bei HELMCHEN, S. 15).

Feststellung	Konsequenz für die Praxis
Können keine positiven somatischen Befunde erhoben werden, wird dem Patienten oft erklärt: „Ihre Beschwerden sind *nur* psychischer Art“.	Das Wort „nur“ kann beim Patienten Schuld- und Minderwertigkeitsgefühle wecken. Sorgfältige Wahl der Worte ist wichtig (s. bei GASTPAR, S. 144).
Hypochondrische Klagen Depressiver werden oft als Symptome einer körperlichen Krankheit fehlgedeutet und einer (nutzlosen) Abklärung zugeführt.	Der Patient äußert seine depressiven Symptome oft nicht spontan, sondern erst auf direkte Befragung (s. bei HOLMBERG, S. 37).
Frühsymptome einer Depression sind nicht selten Verhaltensänderungen in seiner Arbeits- und Freizeitwelt.	Die Veränderungen im Arbeits- und Freizeitbereich des Patienten sollen systematisch erfragt werden (s. bei CASSANO/AKISKAL, S. 67).
Störungen der Sexualität gehören zur Depression. Bei tiefer Depression ist die Sexualität meist vollständig gehemmt. In der Frühphase kann sie entweder mit mangelnder Zuneigung und geringer Befriedigung oder aber mit einer plötzlich auftretenden Verhaltensänderung – wie Promiskuität oder Homosexualität – einhergehen.	Fragen nach der Qualität des Sexuallebens (Zuneigung, Intimität, Vorspiel, Befriedigung) sind in der Frühphase wichtiger als die Frage nach der Koitushäufigkeit. Eine plötzliche Änderung des Sexualverhaltens kann auf eine unerkannte Depression hinweisen (s. bei NIJDAM, S. 71).
Der Depressive neigt dazu, seine Situation negativ verzerrt wahrzunehmen und zu schildern.	Situations- und Problemschilderungen Depressiver dürfen nicht wörtlich genommen werden und zu voreiligen Problemlösungsversuchen verleiten (s. bei LINDEN, S. 133).

2.
Akute Fälle, suizidale Patienten

Welch schwerwiegendes, alle Lebensbereiche beschattendes Leiden eine Depression sein kann, zeigt sich am offensichtlichsten bei suizidalen Patienten. Ihnen gegenüber fühlen wir uns oft hilflos und laufen deshalb Gefahr, den Schweregrad zu unterschätzen oder andere Fehler zu begehen. Meist werden wir Praktiker zur Unzeit von Suizidalen gerufen und haben oft große Mühe, unseren Unwillen zu verbergen. Doch braucht gerade der Suizidale in seiner totalen Isolation unsere bedingungslose Wärme und Nähe. Ist erst einmal die erste Entlastung des Patienten möglich geworden (durch Gespräch oder Medikament), muß man den Schweregrad der Suizidalität abschätzen. So kann besser entschieden werden, in welcher Art der Suizidale während der akuten Phase betreut werden soll. In einer Klinik ist die Überwachung eines akut Selbstgefährlichen institutionell gesichert, während in der Regel bei der menschlich angepaßteren Überwachung zu Hause das ganze Gewicht der Verantwortung auf uns Hausärzten lastet.

Feststellung	**Konsequenz für die Praxis**
Bei mehr als der Hälfte der Selbstmörder liegt eine Depression als Grundleiden vor (s. bei PÖLDINGER/ADAMS und bei LINDEN, S. 29, 135).	Die Frage nach Suizidgedanken gehört zu jeder Exploration eines Depressiven. Je selbstverständlicher sie gestellt wird, um so entlastender wird sie vom Patienten empfunden.
Bis zu 80% der Suizidanten äußern die Selbsttötungsabsicht vorher (meist in der ambivalenten Phase).	Jede Suizidankündigung muß ernst genommen werden.
Die Abschätzung des Suizidrisikos ist sehr schwierig, obschon zahlreiche Risikofaktoren bekannt sind, z. B. – Ängstlich-agitiertes Verhalten, aber auch „Ruhe vor dem Sturm“ – Beginn und Abklingen depressiver Phasen – Biologische Krisenzeiten – Alkoholismus, Toxikomanie – Frühere Suizidversuche	Risikofaktoren-Tabellen sind eine gute diagnostische Hilfe (s. bei PÖLDINGER/ADAMS, S. 32, 33)
Der Suizidale möchte im Grunde sein Leben nicht absolut auslöschen, sondern dieses aktuelle Leben nicht weiterleben.	Diese Feststellung gibt Mut zum entlastenden Gespräch. Dabei soll das meist schwer gestörte Selbstwertgefühl des Patienten gesteigert, seine Aggressionen, Konflikte und (oft fehlenden) sozialen Kontakte sollen besprochen werden.

Feststellung	Konsequenz für die Praxis
Es ist schwierig, einen Suizidalen zu aktivieren.	Oft sind es kleine Handreichungen und Hilfeleistungen, für die er sich gewinnen läßt und die ihm allmählich das Gefühl des „Nützlichseins" wiedergeben.
Die Angehörigen eines Suizidalen sind oft hilflos.	Sofern eine Betreuung zu Hause in Frage kommt, sind die Angehörigen die besten Helfer. Sie müssen jedoch entsprechend aufgeklärt und bestärkt werden.
Um ein akutes Suizidrisiko zu überwinden, genügt ein antidepressives Medikament allein meist nicht.	Eine rasche Entlastung des Patienten in der akuten Phase ist nötig. Wenn das Gespräch allein nicht hilft oder nicht möglich ist, sind zusätzlich raschwirkende starke Beruhigungsmittel indiziert (z. B. Entumin oder Taractan parenteral). Hilfreich kann es sein, dem Patienten ein zeitlich befristetes Versprechen abzunehmen, keinen Suizid zu begehen.
Während einer akuten Phase (schwere Depression, drohende Suizidgefahr) muß der Patient überwacht werden.	Der Hausarzt muß je nach Situation entscheiden, ob – der Patient Kontakt aufnehmen soll mit der „Dargebotenen Hand" (Tel. 143 Schweiz) oder dem nächsten Telefonnotruf – im privaten Bereich des Patienten das „Da-sein" einer verständnisvollen Person unbedingt erforderlich ist – der Patient in engem Kontakt (direkt oder telefonisch) mit seinem Hausarzt bleiben soll oder – die Einweisung in eine psychiatrische Klinik nicht zu umgehen ist.
Der Umgang mit einem akut Suizidalen ist wegen dessen Hoffnungslosigkeit und Einengung besonders problematisch.	Das Gefühl „der Arzt steht auf meiner Seite" kann dem Patienten nur vermittelt werden durch Empathie, Echtheit, bedingungsloses Annehmen und Überzeugungsversuche (s. bei LINDEN, S. 128, 129).

3.
Diagnose, Differentialdiagnose

Denkt man an die bereits zitierte Feststellung von GASTPAR (12—16% psychischer Störungen werden vom Allgemeinpraktiker nicht erkannt), so sollte es unser Ziel sein, möglichst keine Diagnose mehr zu verpassen. Ein wesentlicher, von uns Allgemeinpraktikern eigentlich permanent und auf der ganzen Breite aller Fachgebiete angewandter Grundsatz lautet: „Daran denken!" Unser „unausgelesenes Krankenkollektiv" würde uns im Grunde dazu zwingen, bei jedem Kranken an alles zu denken, was natürlich ein Ding der Unmöglichkeit ist. Umgekehrt kommt uns aber die genaue Kenntnis der Lebensumstände der meisten unserer Patienten zugute, so daß uns in der Regel jegliche Veränderungen in einem frühen Stadium bekannt werden. Auch die Kenntnis der Familiengeschichte ist uns — gerade für die Diagnose „Depression" — oftmals eine große Hilfe.

Neben einigen gern verkannten Symptomen wie beispielsweise „Müdigkeit" und „Inappetenz" sind es auch verschiedene Patientengruppen, bei denen uns die Diagnose besondere Mühe bereiten kann (Kinder, körperlich Schwerkranke oder alte Patienten).

Daß eine Depression als Nebenwirkung von Medikamenten oder in Begleitung schwerer somatischer Erkrankungen auftreten kann, ist zwar allgemein bekannt, wird aber dennoch nicht selten übersehen.

Feststellung	Konsequenz für die Praxis
Die Unterscheidung von Trauer und Depression kann Schwierigkeiten machen (s. bei HELMCHEN sowie bei KIELHOLZ/ADAMS, S. 12, 109). Trauer: Verständliche Gemütsreaktion nach einem Verlust. Läuft in der Regel in Stadien ab (KÜBLER-ROSS 4, KAST 5). Depression: Krankhafte Gemütsschwankungen, deren Tiefe und Dauer den auslösenden Momenten nicht angepaßt sind.	Unterscheidungshilfen für die Praxis können sein: — Ein Depressiver wird in lustiger Umgebung noch trauriger, ein Trauernder läßt sich aufheitern. — Ein Depressiver hat Angst vor Abwechslung, ein Trauernder läßt sich durch Abwechslung ablenken. — Der Trauernde kann Zuspruch annehmen, der Depressive oft nicht. — Der Trauernde kann seine Gefühle äußern (weinen, glauben, hoffen, lieben), der Depressive ist oft emotional „ausgetrocknet".

Feststellung	**Konsequenz für die Praxis**
Ratlosigkeit, Getriebenheit und Distanzlosigkeit können ebenfalls Symptome einer (bipolaren) Depression sein.	Besonders in nicht sehr ausgeprägten Fällen kann der Unerfahrene Mühe haben, die Diagnose (manische Phase) zu stellen, weil er der vorgefaßten Meinung ist, ein Depressiver müsse gehemmt, niedergeschlagen und freudlos sein.
Eine Depression kann als Nebenwirkung eines Medikamentes auftreten.	Vollständige Medikamentenanamnese aufnehmen (Ovulationshemmer, Rauwolfia-Präparate u. a.) – (s. bei FREEDMAN/ BLUMENFIELD, S. 98).
Eine Depression kann als Folge oder in Begleitung somatischer Erkrankungen auftreten.	Besonders bei therapieresistenten Depressionen denke man an endokrine Leiden (Hypothyreose), Kollagenkrankheiten, Hirntumoren, progressive Paralyse etc. (s. bei MÜLLER, WALCHER, FREEDMAN/ BLUMENFIELD, S. 78, 89, 95).
Die Kriterien zur Diagnose einer Depression sind nicht immer eindeutig.	In der Praxis hält man sich zur Erhärtung der Diagnose mit Vorteil an ein Frageschema (Tabelle 1).
Die Symptomatik der Depression im Kindesalter wechselt mit der Altersstufe.	Altersbezogene Frageschemata für Depressionen im Kindesalter s. bei NISSEN, S. 27, 28.

Tabelle 1
Schlüsselfragen zur Überprüfung der Verdachtsdiagnose „depressiver Zustand“
(aus Irniger, 3)

	Wie geht es mit den Nerven?
	Haben Sie Schlafstörungen?
	Wie ist Ihr Appetit?
	Schwankt Ihre Stimmungslage innerhalb des Tagesablaufes?
	Können Sie sich noch freuen?
	Haben Sie noch Interesse am Tagesgeschehen?
	Neigen Sie oft zum Grübeln?
	Fällt es Ihnen schwer, Entscheidungen zu treffen?

Feststellung	Konsequenz für die Praxis
Bei Kindern können psychosomatische Symptome wie Kopf- und Bauchschmerzen im Vordergrund stehen. Gleichzeitig auftretende Schulschwierigkeiten werden oft als rein pädagogisches Problem verkannt. Knaben leiden zweimal häufiger an Depressionen als Mädchen, nach der Pubertät entwickelt sich das Zahlenverhältnis umgekehrt.	Bei Kindern mit uncharakteristischen somatischen Beschwerden und bei neu auftretenden Schulproblemen an die Möglichkeit einer Depression denken (s. bei NISSEN, S. 24).
Die „Ex-juvantibus-Diagnose" ist bei der täglichen Arbeit des Allgemeinpraktikers wichtig.	In Zweifelsfällen kann die Einleitung einer antidepressiven Therapie diagnostische Klärung bringen.
Eine Reihe von somatischen und psychischen Symptomen, die auf eine Depression hinweisen, werden gerne verkannt: – Müdigkeit, Energielosigkeit, Inappetenz; dahinter wird oft ein körperliches Leiden vermutet. – Getriebenheit, Distanzlosigkeit, Schlafstörungen werden oft einer „allgemeinen Nervosität" zugeschrieben (besonders wenn ein äußeres Ereignis eine scheinbare Erklärung dafür gibt). – Entscheidungsschwäche, Interesselosigkeit; auch dafür werden unter Umständen äußere Ursachen verantwortlich gemacht.	Wenn diese Symptome genannt werden, sollte man auch die Möglichkeit einer Depression in Erwägung ziehen, insbesondere dann, wenn der Patient eine scheinbare Erklärung dafür mitbringt. Vor allem das Symptom „Müdigkeit" kann vieldeutig sein, es kann z. B. als Nebenwirkung einer antidepressiven Therapie auftreten.

4. Therapie

Allgemeinmediziner bzw. Hausärzte auf der einen und Psychiater auf der anderen Seite stehen sich in ihrer grundsätzlichen Einstellung zum Stellenwert von Diagnostik und Therapie sehr nahe. Beide haben dem Patienten gegenüber eine „primär therapeutische Grundhaltung". Dies im Gegensatz zu verschiedenen anderen medizinischen Fachgebieten, wo in der Regel eine ausgefeilte Diagnostik im Vordergrund steht. Oder anders ausgedrückt: „Sie haben mir helfen können" ist sowohl dem Hausarzt als auch dem Nervenarzt ein befriedigerendes Zeugnis des Patienten als „Endlich haben Sie herausgefunden, was mir fehlt". Den Problemen der Therapie soll deshalb hier bewußt ein etwas breiterer Raum gewährt werden.

Die Vorurteile der Öffentlichkeit und oft auch des Patienten gegen jede Art von Depressionstherapie sind groß: Medikamente = „chemisches Gift", Psychotherapie = „nutzlos und teuer", Elektrokrampftherapie = „verantwortungslos und gefährlich". Diese Vorurteile können nur in engem Kontakt mit Patient und Familie erörtert und beseitigt werden. Das — leider oft nicht stattfindende — Informationsgespräch mit dem Patienten und wenn nötig mit seinen Angehörigen *vor* Therapiebeginn ist zugleich Voraussetzung für eine gute Compliance. Die Pharmakotherapie muß, um wirksam zu sein, im weiteren Verlauf ebenfalls von regelmäßigen Gesprächen begleitet sein. Für eine richtige Gesprächsführung kann dem Hausarzt die Mitarbeit in einer Balint-Gruppe sehr nützlich sein.

Für die Behandlung ist es ein wesentlicher Vorteil, wenn wir Praktiker mit der speziellen Wirkungsweise der Psychopharmaka vertraut sind und diese Medikamente dem Patienten mit zuversichtlicher Geste selbst in die Hand geben können. Es lohnt sich übrigens, sich in der Praxis auf einige bewährte Präparate zu verlassen, mit deren Wirkungen und Nebenwirkungen wir vertraut sind.

Am Ende dieses Kapitels finden sich ein Schema für die „Kleine Psychotherapie des Hausarztes" (Tabelle 2), eine Zusammenstellung der „Grundsätze für die Behandlung mit Antidepressiva (Tabelle 3a, 3b, 3c, 3d) sowie kurzgefaßte „Verhaltensempfehlungen für den Arzt" (Tabelle 4).

Feststellung	Konsequenz für die Praxis
Eine gute hausärztliche Depressionsbehandlung besteht im Prinzip aus drei Komponenten: Psychotherapie, Pharmakotherapie und Soziotherapie, (s. bei KIELHOLZ/ADAMS, S. 107).	Eine Pharmakotherapie allein ohne begleitende Psychotherapie im weitesten Sinne ist sinnlos, weil – der Patient sich so oft nicht verstanden fühlt – das Vertrauen zum Arzt erst auf der Basis verstehender Gespräche wachsen kann – die Compliance (Zuverlässigkeit der Medikamenteneinnahme) direkt proportional zum Vertrauen in den Arzt ist
Der Hausarzt hält sich oft nicht für fähig, eine wirkungsvolle Psychotherapie selbst durchzuführen.	Jedes verständnisvolle ärztliche Gespräch ist eine „Kleine Psychotherapie des Hausarztes“. Gerade wegen seiner Kenntnis des Patienten und dessen Umgebung ist der Hausarzt zur Führung eines Gesprächs nach dem Prinzip „Nahe, verständnisvoll, zuversichtlich“ legitimiert. (Ausnahme: Bei der seltenen neurotischen Depression oder bei längerdauernder Therapieresistenz einer Depression sollte in der Regel die Psychotherapie einem Facharzt überlassen werden, s. bei LINDEN, S. 137)
Die Überweisung an einen Psychiater wird vom Patienten gelegentlich als Strafe oder Rückweisung aufgefaßt.	Gute Voraussetzungen für eine Überweisung sind: – Gute Beziehung Hausarzt/Patient – Gute Beziehung Hausarzt/Psychiater (s. bei GASTPAR, S. 144)
Es ist schwer, einen depressiven Patienten zu „aktivieren“.	Dem Patienten soll schrittweise ein Programm von (erfüllbaren) Verhaltenszielen gegeben werden. Zu hohe (nicht erreichbare) Ziele unterminieren das Vertrauen des Patienten zu sich selbst und zum Arzt (s. bei LINDEN, S. 135).

Feststellung	Konsequenz für die Praxis
Psychotherapie kann nie Schaden anrichten, aber Medikamente können gefährlich sein.	Diese Ansicht ist unrichtig! Auch psychotherapeutische Interventionen können unerwünschte und gefährliche Nebenwirkungen haben (s. bei LINDEN, S. 127, 130, 132).
Oberflächliche Beschwichtigungen, leere Aufmunterungen oder bloßes „gutes Zureden" lassen den Depressiven spüren, daß man ihn nicht versteht.	Beruhigende Versicherungen und verständnisvolle Zuneigung des Arztes sind besser als allgemeine Äußerungen wie: „Es wird schon wieder…" (s. bei LINDEN, S. 132).
Gegen die Psychotherapie gibt es manches Vorurteil.	Siehe „Fünf häufige Vorurteile" bei LINDEN, zit. nach FLACH, S. 137).
Wahnideen werden vom Patienten oft nur gegenüber seinem persönlichen Arzt geäußert.	Wahnideen des Patienten soll sich der Hausarzt gelassen anhören; Überzeugungsversuche sind zu unterlassen. Auf diese Weise kann die Funktion des Arztes als „Blitzableiter" über Jahre aufrechterhalten bleiben.
Eine Depressionstherapie kann ohne Vorbereitungen begonnen werden, aber leider nehmen Depressive ihre Medikamente oft nicht nach Vorschrift ein.	Die Compliance läßt sich verbessern durch: – Gutes Vertrauensverhältnis zwischen Arzt und Patient – Klare Information des Patienten über Behandlungsplan und speziell über mögliche Nebenwirkungen des Medikaments (s. bei KIELHOLZ/ADAMS, S. 113). – Information von Familienangehörigen oder anderen persönlichen Bezugspersonen, sofern eine Überwachung der Therapie nötig erscheint. Dabei ist eine Anzahl wichtiger Punkte zu beachten (s. bei TAKAHASHI, S. 50).

Feststellung	Konsequenz für die Praxis
Körperlich schwer erkrankte Menschen mit infauster Prognose leiden oft an Schmerzen und zusätzlich an einer (möglicherweise) übersehenen Depression.	Zur Unterstützung einer wirkungsvollen Schmerzbekämpfung können Antidepressiva hilfreich sein (s. bei FREEDMAN/BLUMENFIELD, S. 102, sowie bei KIELHOLZ/ADAMS, S. 109).
Die richtige Wahl eines Medikaments bereitet manchmal Schwierigkeiten.	Der phänomenologische Aspekt der Depression (Agitiertheit, Hemmung etc.) ist für die Wahl des Medikaments maßgebend (s. bei KIELHOLZ/ADAMS, S. 109).
Schlafstörungen sind bei Depressiven häufig.	Bei Schlafstörungen soll, zumindest vorübergehend, eine Zusatzmedikation gegeben werden (s. bei KIELHOLZ/ADAMS, S. 116).
Die optimale Anfangsdosierung, vor allem bei älteren Patienten, ist schwierig.	Bei älteren Patienten hat sich eine eher niedrige Anfangsdosierung, die bei Bedarf schrittweise gesteigert wird, bewährt (s. bei KIELHOLZ/ADAMS, S. 114, 115).
Bei Depressiven ist das Serumeisen des öfteren erniedrigt.	Besonders bei therapieresistenten Depressionen denke man an die Möglichkeit eines Eisenmangels (s. bei KIELHOLZ/ADAMS, S. 108).
Neuere Präparate (zweite Generation) haben weniger Nebenwirkungen und einen rascheren Wirkungseintritt.	Diese Feststellung trifft nur teilweise zu (s. bei FREEDMAN/BLUMENFIELD, S. 103).
MAO-Hemmer werden wegen ihrer Risiken vom Allgemeinpraktiker seltener eingesetzt.	Eine neue Generation der MAO-Hemmer mit weniger Nebenwirkungen wird in den nächsten Jahren auf den Markt kommen. Im gegenwärtigen Zeitpunkt lohnt sich eine abwartende Haltung.

Tabelle 2
„Ärztliches Gespräch" oder „Kleine Psychotherapie", möglicher Ablauf. Anwendung in der Praxis vor allem bei frischen Störungen und nicht anamnestisch vorbelasteten Patienten (z. B. erstmalige depressive Reaktion auf kürzlich erlittene Kränkungen oder Verluste) (aus IRNIGER, 3)

1. **„Schale öffnen":**	
	– Aktives Zuhören, ernst nehmen – Verständnis zeigen – Fragen stellen, die das Gefühlsleben des Patienten ansprechen
2. **Helfen, Situation klar darzustellen und zu erkennen:**	
	– Fördern der „Auseinandersetzung mit sich selbst" – Gegenfragen stellen, bis Patient selber klar sieht – Auf paradoxe Kommunikation achten
3. **Lösungsmöglichkeiten suchen lassen:**	
	– Keine Ratschläge, keine Lösungsangebote von außen! – Verschiedene Varianten suchen und gegeneinander abwägen lassen – Konsequenzen überdenken lassen
4. **Patient soll Entscheid über mögliche Lösungen selber treffen**	

Tabelle 3a
Grundsätze für die Behandlung mit Antidepressiva in der Praxis (aus IRNIGER, 3)

1.	**Behandlungseinleitung**
1.1	Möglichst wenige Medikamente verwenden, die man aus Erfahrung kennt
1.2	Von Anfang an ausreichend hoch dosieren
1.3	Den Patienten über Wirkung (z. B. „Sie werden erst in einigen Tagen eine Besserung spüren") und Nebenwirkungen aufklären (z. B. „Sie werden einen trockenen Mund haben"); bei diesen Erklärungen Medikamente vorzeigen

1.4	Den Patienten aufklären, daß jedes Medikament bei verschiedenen Patienten verschiedene Wirkungen haben könne und daß aus diesem Grund möglicherweise mehrere Medikamente nacheinander versucht werden müßten
1.5	Nur kleine Menge Tabletten mitgeben (Suizidgefahr)

Tabelle 3b

2.	**Behandlungsdurchführung**
2.1	Sprechstundenkontrollen anfänglich engmaschig (alle 2–3 Tage), später in größeren Abständen
2.2	Spricht der Patient auf die Therapie an, dann genügend lange weiterbehandeln (mindestens 4–6 Wochen, evtl. bedeutend länger)
2.3	Fragen bei Nichtansprechen auf die Therapie: — Nimmt er die Medikamente tatsächlich ein (Compliance)? — Besteht eine Interaktion mit einem anderen Medikament, das er einnimmt? — Ist das Serumeisen tief oder besteht eine Begleiterkrankung? (Wirkung des Antidepressivum beeinträchtigt) — Soll die Dosis erhöht werden? — Soll auf ein anderes Medikament gewechselt werden?
2.4	Sind Begleitmaßnahmen nötig? (Somatische Therapie, soziale Maßnahmen)

Tabelle 3c

3.	**Behandlungsabbruch**
3.1	Wahl des Zeitpunktes: — Einverständnis und Motivation des Patienten zum „Versuch des Abbruches“ — Depressive Symptome sollten mindestens 4–6 Wochen lang verschwunden sein — Keine unmittelbar bevorstehende äußere Belastung
3.2	Häufiges Kontrollieren, um Rückfall zu vermeiden

Tabelle 3d

4.	**Weitere Betreuung, Prophylaxe**
4.1	Evtl. Einleitung einer Lithium-Prophylaxe (Status nach mehreren depressiven Schüben, zyklischer Verlauf)
4.2	Weitere Kontrollen je nach Fall
4.3	Information des Patienten über das Verhalten bei möglichen Rückfällen

Tabelle 4
Regeln für das Verhalten des Arztes bei der Behandlung Depressiver (nach KIELHOLZ)

Der Arzt soll nicht:	Der Arzt soll:
– Depressive in Ferien- oder Erholungsaufenthalte schicken	– Den Patienten und seine Krankheit akzeptieren
– Depressive wichtige Entscheidungen fällen lassen	– Günstige Prognose der Krankheit betonen
– Den Patienten auffordern, sich zusammenzureißen	– Den Behandlungsplan erklären
– Behaupten, es gehe schon besser (wenn es nicht stimmt)	– Auf Nebenwirkungen von Medikamenten hinweisen
	– Auf vorübergehende Stimmungsschwankungen vorbereiten
	– Kurzfristige Therapieziele setzen, damit der Patient Erfolge erlebt

5.
Der depressive Patient in seiner persönlichen Umwelt

Mit „persönlicher Umwelt" meinen wir nicht nur die Familie des Patienten, sondern auch seinen Freundes- und Kollegenkreis. Dazu gehören seine Mitarbeiter am Arbeitsplatz, die Freunde, mit denen er die Freizeit verbringt, und schließlich seine Nachbarn und Bekannten aus Gemeinde oder Quartier. In diesem großen Kreis haben aber wahrscheinlich die wenigsten Personen Erfahrung im Umgang mit depressiven Patienten. Es ist deshalb eine dankenswerte Aufgabe von uns Hausärzten, die leider oft vergessen wird, nämlich die Aufgabe, mit denjenigen seiner Kontaktpersonen Fühlung zu nehmen, die dem Kranken besonders nahestehen. Diese Aufgabe ist keineswegs leicht, sie braucht Zeit und Fingerspitzengefühl. Die Frage, in welcher Form und inwieweit die betreffende Person aufgeklärt werden soll, kann man nur individuell entscheiden. In aller Regel muß der Patient vorher um sein Einverständnis gebeten werden. Über Umfang und Inhalt derartiger Aufklärungsgespräche finden sich Anregungen und Anleitungen bei Holmberg, Takahashi, Cassano/Akiskal und Nijdam.

Hier ist einzuräumen, daß es sich bei diesen Autoren um erfahrene Klinikdirektoren handelt, die das schwerwiegende Problem der Wiedereingliederung hospitalisierter Patienten zu lösen haben. Bei den von uns Hausärzten betreuten außerklinischen Patienten sehen die Probleme der Gesprächsführung mit ausgewählten Kontaktpersonen häufig etwas anders aus. So besteht zum Beispiel eine gewisse Gefahr darin, daß eine zu ausführliche und zu intensive Aufklärung eher Unsicherheit und Unruhe als Sicherheit und Ruhe stiften kann. Dies trifft vor allem dann zu, wenn die Kontaktpersonen schon in ihrer Grundhaltung wenig Verständnis für nicht voll leistungsfähige oder kranke Mitmenschen aufbringen. Für den Hausarzt als persönlichen, lebenslangen Anwalt des Patienten ist es deshalb oft recht schwierig zu entscheiden, wie weit er im Einzelfall bei solchen Gesprächen gehen soll. Ein vorsichtiges und stufenweises Vorgehen ist meist zweckmäßiger als voreilige, zu weitgehende „Aufklärung". Den zu informierenden Personenkreis muß man sorgfältig auslesen und möglichst klein halten. Ansonsten riskiert man, daß der Patient — beispielsweise in einem Dorf — als „psychisch Kranker" abgestempelt wird.

Feststellung	**Konsequenz für die Praxis**
Familienangehörige können bei der Betreuung und Behandlung depressiver Patienten wertvolle Hilfe leisten. Sind sie aber nicht richtig informiert, stehen sie dem Kranken oft hilflos und negativ gegenüber.	Das Gespräch mit der Familie soll möglichst früh gesucht werden. Was dabei zu beachten ist, siehe bei Holmberg (S. 38, 39) und Takahashi (S. 49).
Der Umgang mit der Familie des Depressiven ist nicht immer einfach.	Es ist aufschlußreich, die Ängste und Mißverständnisse der Familie kennenzulernen (s. bei Holmberg, S. 36, 37, 38).

Feststellung	Konsequenz für die Praxis
Psychologisch unpassende oder abschätzige Bemerkungen eines Familienmitgliedes können einen depressiven Patienten nachhaltig verletzen. Sie beruhen meist auf mangelnder Aufklärung und daher einseitiger Einstellung der betreffenden Person zum Problem der Depression.	Die Einstellung der Bezugspersonen des Patienten zu dessen Leiden und zum Problem der Depression ist nur durch Aufklärung zu beeinflussen (s. bei HOLMBERG und TAKAHASHI, S. 38, 49). Diese Aufklärungsarbeit in einer Gemeinschaft (Dorf, Quartier) ist längerfristig eine dem Hausarzt zufallende Arbeit (Gespräche, Vorträge, Diskussionen).
Der Depressive hat oft Angst, über seine sexuellen Probleme zu sprechen.	Das feinfühlige, aber offene Ansprechen des Problems durch den Hausarzt hat gewöhnlich einen befreienden Einfluß auf den Patienten (s. bei NIJDAM, S. 71).
Die gestörte Sexualität des Patienten betrifft auch dessen Partner.	Man zögere nicht, im Gespräch mit dem Partner das Sexualproblem offen anzusprechen und zu erörtern (s. bei NIJDAM, S. 71).
Ebenso wichtig wie der Einbezug der Familie kann die Aufklärung der Mitarbeiter am Arbeitsplatz sein.	Je nach Lage des Falles sollen Mitarbeiter (auch die Vorgesetzten) nur im Einverständnis des Patienten während der Behandlungs- und Rehabilitationsphase — aber nur soweit wie nötig — aufgeklärt werden.
„Arbeit macht gesund".	Für Depressive trifft diese sehr einseitige Behauptung nur in Einzelfällen zu (s. bei CASSANO/AKISKAL, S. 64, 65).

6. Rehabilitation, Prophylaxe

Während der Rehabilitationsphase spielt die „persönliche Umwelt" des Patienten, auf die wir im Kapitel 5 eingegangen sind, eine besonders bedeutungsvolle Rolle. Hat der Arzt die dort beschriebenen Kontakte nicht bereits früher geknüpft, muß er dies — wenn nötig — in der Rehabilitationsphase nachholen. So können zusätzliche Probleme bei der Wiedereingliederung des Patienten in das soziale Milieu vermieden werden. Ist das Verständnis der Umgebung für den Patienten einmal geweckt und vorhanden, ist nicht nur eine optimale Voraussetzung für sein Gesundbleiben geschaffen, sondern im Falle eines jederzeit möglichen Rezidivs können ernsthafte Frühveränderungen des Verhaltens zuverlässiger und verständnisvoller erfaßt werden.

Das Wiedereinpendeln der persönlichen Kontakte des Patienten ist während der Rehabilitationsphase oft mit interaktionellen Gleichgewichtsverschiebungen verbunden, was gelegentlich ernsthafte Probleme im Hinblick auf seine zwischenmenschlichen Beziehungen aufwirft. So treten ernsthafte Eheprobleme gar nicht selten erst beim Abklingen des depressiven Schubes auf. Das Wiedererstarken des Kranken und umgekehrt die jetzt sichtbar werdende Erschöpfung des gesunden Ehepartners können das Gleichgewicht derart stören, daß eine Familientherapie nötig wird.

Wir Allgemeinpraktiker sind es gewohnt, einen Patienten nach seiner Gesundung aus der Behandlung zu entlassen. Beim Depressiven sollte aber die Betreuung so lange fortgeführt werden, bis nach allfälligen Nachschwankungen seine zwischenmenschlichen Beziehungen wieder stabil geworden sind.

Vergessen wird oft, daß bei rezidivierenden Schüben eine prophylaktische Langzeitbehandlung eine große Hilfe sein kann. Eine solche Sekundärprävention bedingt selbstredend weitere Kontakte mit dem Arzt, und zwar über lange Zeit, was aber vom Patienten — er hat meist eine panische Angst vor Rückfällen — in der Regel gern akzeptiert wird.

Feststellung	**Konsequenz für die Praxis**
Wenn ein Depressiver aus einer Familie kommt, in der weniger Egoismus, weniger verbale Hostilität und weniger asoziales Verhalten herrschen, ist die Behandlungsprognose grundsätzlich günstiger.	Wichtig sind guter Kontakt des Arztes mit der Familie und entsprechende Aufklärung (s. bei TAKAHASHI, S. 56).
Der Hausarzt ist wegen seiner Kenntnis der Familienverhältnisse am besten in der Lage, eine primäre Prophylaxe zu treiben (s. bei HOLMBERG, S. 42).	Der Hausarzt soll nicht davor zurückschrecken, mit heiratsfähigen Kindern depressiver Eltern ein Gespräch aufzunehmen. Eventuell wird er eine konsiliarische genetische Beratung empfehlen.

Feststellung	**Konsequenz für die Praxis**
Im Falle eines Rezidivs sind es gewöhnlich Familienmitglieder, Arbeitskollegen oder andere Personen aus der Umgebung des Patienten, denen die ersten Frühveränderungen auffallen.	Bei Abschluß der Behandlung ist ein informierendes Gespräch mit Bezugspersonen des Patienten durchaus sinnvoll (s. bei Cassano/Akiskal, S. 61, 62, sowie bei Holmberg, S. 40). Ebenso kann eine den Umständen angepaßte Öffentlichkeitsarbeit von Nutzen sein.
Bei rezidivierenden Schüben einer Depression ist die Frage einer prophylaktischen Langzeitbehandlung zu prüfen.	Zur prophylaktischen Langzeitbehandlung werden je nach Art der Depressionsform verschiedene Medikamente gebraucht (s. Tabelle 5).
Depressive leiden oft auch während der Genesungsphase an Inaktivität und Langeweile.	Es ist zwar eine manchmal schwierige, aber dankbare Aufgabe, einen Patienten während der Genesungsphase zu aktivieren und auch zur Beschäftigung mit geistigen Inhalten anzuregen. Er wird daraus Kraft zu neuer Sinngebung schöpfen können (s. Planung des Tagesablaufs S. 169).

Tabelle 5
Prophylaktische Langzeitbehandlung (aus Irniger, 3)

Depressionsform	Prophylaxe	Bemerkungen
Bipolar, Schizoaffektiv 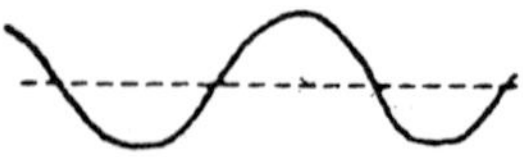	Lithium	Kontrolle alle 3 – 6 Monate: Lithium-Konzentration im Serum (0,7 – 1,0 mval/l) morgens nüchtern vor Einnahme des Medikaments alle 12 Monate: klinisch: Struma? Polyurie (spezifisches Gewicht des Urins) Labor: Serum-Kreatinin und Harnstoff
Unipolar 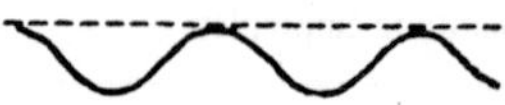	Antidepressivum	Wechselwirkungen mit anderen Medikamenten (z. B. Antihypertensiva) beachten

Die Planung des Tagesablaufs ist etwas vom Wichtigsten in der Rehabilitation. Wenn der Kranke vor die Aufgabe gestellt wird, Tag für Tag bestimmte festgelegte Ziele zu erreichen, lassen sich schlechte Angewohnheiten überwinden und eine Rückkehr zu gesünderem Verhalten erreichen. Die Ratschläge für den Patienten kann man unter dem Motto „Gerade für heute“ wie folgt zusammenfassen (aus KELLY 6):

- Versuche nicht, sämtliche Probleme an einem einzigen Tag lösen zu wollen. Teile Schwierigkeiten in kleine Probleme auf und mache zu deren Bewältigung jeden Tag einen kleinen konkreten Schritt.
- Halte Geist und Körper aktiv, verkrieche Dich nicht ins Bett und hüte Dich vor dem Mißbrauch von Alkohol und Drogen. Selbstmitleid und Isolierung machen alles noch schlimmer.
- Schiebe nichts auf die lange Bank, erledige vielmehr jeden Tag etwas von dem, was Du bisher zu tun versäumt hast.
- Sei höflich und gefällig zu jedermann. Wie es in den Wald hineinschallt, so schallt es wieder heraus.
- Kritisiere und tadle andere nicht; statt andere ändern zu wollen, ändere Dich selbst. Verbitterung und Neid zerstören die Seele.
- Kleide Dich so nett wie möglich, da es Dein Wohlbefinden hebt und Dir damit hilft, die Selbstachtung wiederzufinden.
- Versuche, jemandem zu helfen. Das lenkt von den eigenen Problemen ab. Indem Du anderen hilfst, hilfst Du Dir selbst. Gib Dir einen Ruck dazu.
- Verliere nicht den Mut. Mit einem festen Glauben und mit der Hilfe von anderen können auch die größten Schwierigkeiten gemeistert werden. Versuche, das Schöne zu sehen und Dich daran zu erfreuen; dann wird Dein Glücksgefühl langsam zurückkehren.
- Nimm hin, was nicht zu ändern ist, und sei zufrieden mit dem, was Du hast, denn die Dinge könnten noch viel schlimmer sein. Unternimm etwas, anstatt nur nachzudenken und zu grübeln. Dann wirst Du Gesundheit und Glück wiedererlangen.

Literatur

1. HAENEL, T., KIELHOLZ, P.: Larvierte Depression und Suicidalität. Hexagon „Roche“ **10**, 2, 1982
2. GASTPAR, M.: Das Problem der Diagnose depressiver Störungen in der Praxis. In Kielholz, P. (Ed.): Der Allgemeinpraktiker und seine depressiven Patienten, p. 56 (Huber, Bern, Stuttgart, Wien 1981)
3. IRNIGER, W.: Die Depression als tägliches Problem des Allgemeinpraktikers. In Kielholz, P. (Ed.): Der Allgemeinpraktiker und seine depressiven Patienten, p. 48 (Huber, Bern, Stuttgart, Wien 1981)
4. KÜBLER-ROSS, E.: Interviews mit Sterbenden (Kreuz-Verlag, Stuttgart, Berlin 1973)
5. KAST, V.: Trauern (Kreuz-Verlag, Stuttgart, Berlin 1982)
6. KELLY, D.: Die Rehabilitation des Depressiven. In Kielholz, P. (Ed.): Der Allgemeinpraktiker und seine depressiven Patienten, p. 118 (Huber, Bern, Stuttgart, Wien 1981)

Verfasser

DR. C. ADAMS, Generalsekretär des Internationalen Komitees für Prophylaxe und Therapie der Depression, Dorenbachstraße 95, CH-4102 Binningen/Baselland (Schweiz)

PROF. H. S. AKISKAL, M. D., Director, Affective Disorders Program, Department of Psychiatry, College of Medicine, The University of Tennessee, Suite 633, 66 North Pauline Street, Memphis, Tennessee 38163 (U.S.A.)

PROF. M. BLUMENFIELD, M. D., Professor of Psychiatry and Associate Director of Liaison Psychiatry, Department of Psychiatry, New York Medical College, Valhalla, N. Y. 10595 (U. S. A.)

PROF. DR. G. B. CASSANO, Cattedra di Clinica Psichiatrica II, Centro per la prevenzione e per il trattamento della depressione, Via Roma, 67, I-56100 Pisa (Italia)

PROF. A. M. FREEDMAN, M. D., Professor and Chairman, Department of Psychiatry, New York Medical College, Valhalla, N. Y. 10595 (U. S. A.)

PD. DR. M. GASTPAR, Leiter der Depressions-Abteilung, Psychiatrische Universitätsklinik Basel (Direktor: Prof. Dr. P. Kielholz), Wilhelm Klein-Straße 27, CH-4025 Basel (Schweiz)

PROF. DR. H. HELMCHEN, Direktor der Psychiatrischen Klinik der Freien Universität Berlin, Eschenallee 3, D-1000 Berlin 19

PROF. DR. G. HOLMBERG, Clinical Director of the Psychiatric Unit, Psychiatriska kliniken, Danderyds Sjukhus, S-18203 Danderyd (Sverige)

DR. W. IRNIGER, Arzt für allgemeine Medizin FMH, CH-9107 Urnäsch AR (Schweiz)

PROF. DR. P. KIELHOLZ, Direktor der Psychiatrischen Universitätsklinik, Präsident des Internationalen Komitees für Prophylaxe und Therapie der Depression, Wilhelm Klein-Straße 27, CH-4025 Basel (Schweiz)

DR. M. LINDEN, Oberarzt, Psychiatrische Klinik der Freien Universität Berlin (Direktor: Prof. Dr. H. Helmchen), Eschenallee 3, D-1000 Berlin 19

PROF. DR. W. MÜLLER, Vorsteher der Rheumatologischen Universitätsklinik, Felix Platter-Spital, Burgfelderstraße 101, CH-4055 Basel (Schweiz)

PROF. DR. S. J. NIJDAM, Langstraat 80, 6596 BS Milsbeek (Holland)

PROF. DR. G. NISSEN, Direktor der Universitätsklinik für Kinder- und Jugendpsychiatrie, Füchsleinstraße 15, 8700 Würzburg (Bundesrepublik Deutschland)

PROF. DR. P. PICHOT, Faculté de médecine Cochin Port-Royal, Centre hospitalier Sainte-Anne, 100, rue de la Santé, F-75674 Paris Cedex 14 (France)

PROF. DR. W. PÖLDINGER, Chefarzt der Kantonalen Psychiatrischen Klinik, CH-9500 Wil/St. Gallen (Schweiz)

PROF. RYO TAKAHASHI, M. D., Chairman of the Department of Neuropsychiatry, Tokyo Medical and Dental University, 5—45, Yushima, 1-Chome, Bunkyo-ku, Tokyo (Japan)

PROF. DR. W. WALCHER, Leiter des Departements für Psychiatrie der Universitäts-Nervenklinik, Landeskrankenhaus, Auenbruggerplatz 22, A-8030 Graz (Österreich)

Sachverzeichnis

A

B

C

D

L

M

N

O

P

R

V

W

Z